**Durma
bem,
viva
melhor**

# DURMA bem, VIVA melhor

Dr. FRANK LIPMAN
com
NEIL PARIKH, cofundador da CASPER
e
RACHEL HOLTZMAN

TRADUÇÃO
RICARDO GIASSETTI e GABRIEL NALDI

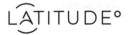

TÍTULO ORIGINAL *Better sleep, better you: your no-stress guide for getting the sleep you need and the life you want*

© 2021 by Frank Lipman, MD & Neil Parikh
© 2021 VR Editora S.A.

**Latitude** é o selo de aperfeiçoamento pessoal da VR Editora

GERENTE EDITORIAL Marco Garcia
EDIÇÃO Marcia Alves
PREPARAÇÃO Luciana Soares
REVISÃO Maria Alice Gonçalves
DIAGRAMAÇÃO Pamella Destefi
DESIGN DE CAPA Kirin Diemont
ILUSTRAÇÕES DE CAPA E MIOLO Giacomo Bagnara

**Dados Internacionais de Catalogação na Publicação (CIP)**
**(Câmara Brasileira do Livro, SP, Brasil)**

Lipman, Frank
Durma bem, viva melhor: um guia prático para ter o sono de que precisa e alcançar a vida que deseja / Frank Lipman, com Neil Parikh e Rachel Holtzman; tradução Ricardo Giassetti e Gabriel Naldi. - Cotia, SP: Latitude, 2021.

Título original: Better sleep, better you: your no-stress guide for getting the sleep you need and the life you want.
ISBN 978-65-89275-05-3

1. Distúrbios do sono 2. Sono - Aspectos fisiológicos 3. Sono - Distúrbios - Obras de divulgação 4. Sono - istúrbios - Prevenção - Obras de divulgação I. Parikh, Neil. II. Holtzman, Rachel. III. Título.

21-58909                                       CDD-616.8498

Índices para catálogo sistemático:
1. Sono: Guias: Medicina 616.8498
Cibele Maria Dias - Bibliotecária - CRB-8/9427

Todos os direitos desta edição reservados à
**VR EDITORA S.A.**
Via das Mongólias, 327 – Sala 01 | Jardim Colibri
CEP 06713-270 | Cotia | SP
Tel.| Fax: (+55 11) 4702-9148
vreditoras.com.br | editoras@vreditoras.com.br

SUA OPINIÃO É MUITO IMPORTANTE
Mande um e-mail para **opiniao@vreditoras.com.br**
com o título deste livro no campo "Assunto".

1ª edição, abr. 2021
FONTE Johnston ITC Std Bold 17pt; Bembo Std Regular 12/16,3pt
PAPEL Polen Bold 70g/m²
IMPRESSÃO BMF
LOTE BMF143001

*Para meu neto Benjamin, que me lembrou
como é dormir tal qual um bebê.*
— Frank

*Para nossa equipe da Casper, que trabalha incansavelmente
para despertar o potencial de um mundo bem descansado.*
— Neil

# SUMÁRIO

**INTRODUÇÃO**
**É HORA DE FICAR CONFORTÁVEL COM SEU PRÓPRIO SONO**

Conheça sua equipe de apoio para um sono melhor 19
Hora de conversar a sério 22
Você não precisa perder o sono para aprender a dormir melhor 23

**CAPÍTULO 1**
**ENTRANDO NO RITMO DO SONO**

Seu ritmo precisa ser reiniciado? 30
Dia e noite: os condutores do ritmo 32
Melatonina e cortisol: os guardiões do ritmo 36
O corpo sem ritmo 40
O sono e a resistência imunológica 49
O poder curador do ritmo 50
Remédios não ajudam 54
Ortosonia: não se estresse com o sono 58

**CAPÍTULO 2**
**CONHECENDO SEU SONO**

Quais são seus ladrões de sono? 60
Insones, sejam bem-vindos 64
Monitorando seu progresso com tecnologias do sono 65
Decodificando seu sono 70

## CAPÍTULO 3
### HÁBITOS QUE AJUSTAM SEU RELÓGIO INTERNO

Construindo sua metodologia de sono     77

## CAPÍTULO 4
### VIVER PARA DORMIR

Mude sua concepção de sono     83
Acabe com o *jet lag* social     84
Abrace seu cronotipo     88
Sincronize-se com o Sol     91
Levante e brilhe     93
Deitando-se junto com o Sol     95
Não deixe o estresse te estressar     97
Tenha uma prática de desligamento     103
Tome um banho quente     105
Silencie seu ronco     106
Abuse da vitamina O     109
De volta à natureza     112
Cochilar ou não, eis a questão     118

## CAPÍTULO 5
### O MOVIMENTO PARA DORMIR

Exercício rítmico     123
Respire com ritmo     134
Sintonize e conecte-se com o dia     137
Curtir a noite     140
Relaxando     142

## CAPÍTULO 6
## COMER PARA DORMIR

| | |
|---|---|
| Vá fundo no assunto | 148 |
| Cure seu microbioma | 153 |
| Prefira doces sonhos ao açúcar | 158 |
| Coma no ritmo | 161 |
| Dê um descanso à sua digestão: jejum noturno | 165 |
| Experimente uma soneca sóbria | 168 |
| Controle a cafeína | 172 |
| Pare de fumar agora | 175 |
| Reveja sua medicação | 177 |
| Baseado em fatos reais | 182 |
| Ilumine sua vitamina D | 187 |
| Melatonina: produza, não finja | 191 |
| Tome um calmante (natural) | 195 |

## CAPÍTULO 7
## O SANTUÁRIO DO SONO

| | |
|---|---|
| Defina o clima | 202 |
| Fique frio | 206 |
| Faça sua cama | 208 |
| Que tal um balanço? | 214 |
| Durma como uma pedra | 215 |
| Que os cem se lixem | 219 |
| Limpe o ar | 221 |
| Fique perfumado | 225 |
| Redefina a conversa de travesseiro | 227 |
| Não culpe o cão | 231 |

**CAPÍTULO 8**
**O SONO EM TODAS AS IDADES**

Bebês 237
Pré-adolescentes e adolescentes 240

**CAPÍTULO 9**
**NOS SEUS SONHOS**
248

**CAPÍTULO 10**
**O RESET**
257

Agradecimentos 262
Notas 265
Índice remissivo 268

"Coisas que dependem da qualidade do sono: felicidade e tristeza, nutrição e saúde satisfatórias, potência e impotência, conhecimento e ignorância. A falta, o excesso ou a má qualidade do sono nos prejudica a felicidade e a vida, assim como a deusa Kalaratri. Quando se dá a devida atenção ao sono, ele nos traz felicidade e vida, como quando um iogue vislumbra o verdadeiro conhecimento."

— *Charaka Samhita Sutrasthana*

**Durma bem, viva melhor**

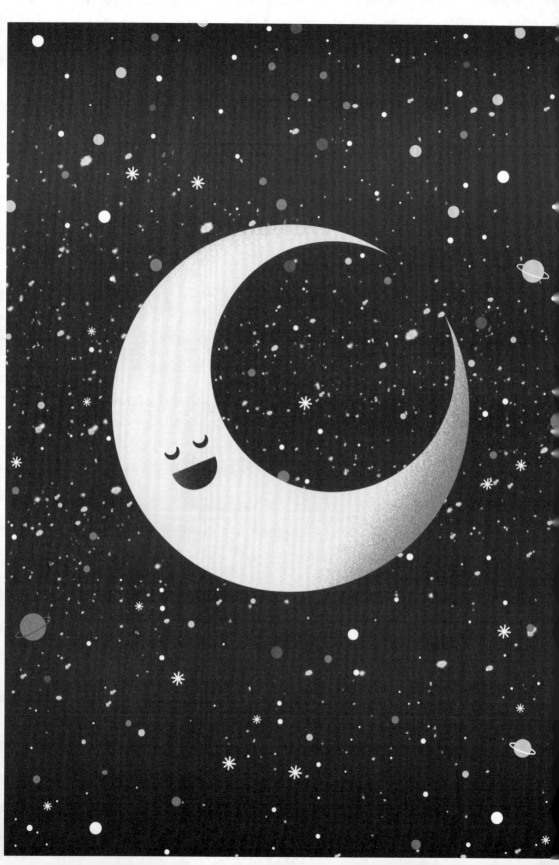

INTRODUÇÃO

# É HORA DE FICAR CONFORTÁVEL COM SEU PRÓPRIO SONO

Você não está dormindo direito. Pois é, parece uma afirmação ousada, já que não te conhecemos, mas, se você for como a maioria das pessoas — e acreditamos que seja —, não deve dormir o quanto precisa. Os números falam por si só: 40% dos americanos relatam sofrer de insônia ocasional, 22% têm dificuldade para dormir quase todas as noites, e 70% não dormem tanto quanto gostariam, graças à nossa cultura (tudo aberto 24 horas por dia), à nossa tecnologia (tudo conectado via Wi-Fi o tempo todo) e aos nossos maus hábitos (excesso de trabalho e má alimentação). Infelizmente, é provável que o descuido com o sono — seja porque você tem coisas mais importantes a fazer, seja porque possui dificuldade para dormir e não sabe como resolvê-la —, mesmo que aparentemente inofensivo, causará consequências ruins, se é que já não está causando. Mas não se preocupe, tudo isso vai mudar. Sobretudo porque você já deu o primeiro passo em busca de um sono melhor: este livro é um recurso completo para melhorar seu sono, pensado especialmente para você, seus hábitos de sono e estilo de vida.

Quando nós, autores, nos conhecemos, soubemos logo que acabaríamos juntando forças para melhorar a vida das pessoas. Por esse motivo, aliás, é que fomos apresentados uns aos outros — um amigo em comum sabia dessa nossa obsessão. Neil conheceu Frank primeiro como paciente — buscava novas abordagens para a promoção de bem-estar e ficou encantado com a filosofia holística de Frank (ou seja, que um bom sono leva a uma melhora geral de saúde e quem tem boa saúde dorme melhor) e seu estilo "amor bruto" (o bom e velho *bate e assopra*). Ao mesmo tempo, a paixão de Neil por recursos e tecnologias modernos usados para criar hábitos melhores e, especialmente, propiciar boas noites de sono inspirou Frank. Após semanas de *e-mails* diários sobre novas descobertas de aparelhos, terapias e ideias para melhorar o sono e mudar comportamentos, este livro nasceu. Nossa missão: escrever um livro que finalmente coloque as pessoas na cama e as ajude a ter o descanso que merecido.

Principalmente após o surgimento da Covid-19, com um número cada vez maior de pessoas tendo dificuldades em manter hábitos de sono saudáveis e a constatação de que a falta de sono representa uma comorbidade frente os efeitos da doença, percebemos a necessidade de fazer algo diferente do que vinha sendo feito. Você provavelmente já tinha lido artigos (ou ao menos manchetes) sobre isso. É sabido que estamos vivendo uma pandemia que também afeta nosso sono. E você sabe — por relatos ou experiência própria — que muitos estão pagando o preço por isso. Sistema imunológico comprometido, ganho de peso, desregulação hormonal, desequilíbrio da química cerebral ou, ainda pior, doenças cardíacas, diabetes e Alzheimer; você deve estar ao menos um pouco ciente dos problemas que a falta de sono pode causar. Por outro lado, há uma tonelada de estudos mostrando que, se dormíssemos ao menos um pouco mais — mais do que as cinco ou seis horas que nos convencemos ser suficientes —, poderíamos evitar doenças (leves ou graves), melhorar nossa capacidade de aprendizado, aprimorar nossa resolução de problemas, pensar de maneira inovadora, perder peso, nos sentir e parecer mais jovens, além de lidar melhor com situações estressantes.

Além disso, não são poucos os artigos enganosos com todo tipo de conselhos para se dormir mais e melhor, com dicas como desligar nossos aparelhos eletrônicos uma hora antes de dormir, cortinas blecaute ou tomar banho com óleo de lavanda antes de ir para a cama.

Mas, ainda assim, continuamos exaustos.

Nós mesmos dormíamos tão mal quanto a maioria das pessoas, mas, após ter acesso a novas pesquisas, entendemos de forma mais ampla a importância do sono e seu impacto em cada elemento de nossa saúde, além de descobrir como obter mais horas de sono. Portanto, este livro é para qualquer um que ande por aí como se vivesse dentro de uma névoa, para quem se sente em marcha lenta e para quem não consegue se livrar da depressão ou da ansiedade, e para aqueles que acreditam que nunca mais voltarão a dormir bem. É também para aqueles que, mesmo não padecendo desses males, sentem constantemente irritação, desânimo ou desgaste. Nosso objetivo foi descobrir por que é tão difícil lidar com esses problemas — e como resolvê-los.

Acreditamos que a cura comece pela mudança de percepção quanto ao sono. Por muito e muito tempo, os três pilares para o bem-estar eram alimentação, exercícios físicos e controle de estresse. São questões importantes, lógico, mas não é só isso. Apenas uma dieta saudável, exercícios físicos regulares e controle de estresse não são suficientes para melhorar ou ao menos manter seu estado de saúde, se você não tiver um sono adequado. Isso porque o **sono faz parte do ritmo natural de seu organismo**. Cada sistema do seu corpo é regulado pelo ciclo circadiano, uma regulação ininterrupta com a qual o próprio corpo sincroniza os sistemas cardiovascular, muscular, digestivo, imunológico e reprodutivo. E o carro-chefe desses reguladores é o sono. Por isso dizemos que *o sono é o ritmo natural de seu corpo*: **todos os caminhos levam a ele**. Se o sono está desregulado, todas as outras funções de seu corpo também estão. Basta pensar o seguinte:

1. Se você está lidando com algum problema de saúde sem levar o sono em consideração, então está remando contra a maré.
2. Ou, se você está tendo problemas para dormir, provavelmente é o sintoma de alguma disfunção em outro processo fisiológico (claro que também pode ser apenas um problema de sono).
3. No entanto, se tomar medidas que beneficiem todos os aspectos de sua saúde relacionados ao sono, esses benefícios irão se estender a cada elemento de seu bem-estar.

Em outras palavras: **o segredo para ter uma vida mais longa e saudável geralmente começa com a atenção necessária ao sono. E o caminho de volta à cama passa pela recuperação do ritmo.**

Para ajudar você nesse objetivo, desenvolvemos uma estratégia simples, mas poderosa: uma série de pequenas mudanças em seus hábitos cotidianos, com o propósito de reconfigurar seu relógio biológico. Pela primeira vez, você terá um entendimento claro de seus ritmos particulares e suas necessidades de sono e, assim, poderá criar uma disciplina perfeitamente adequada a seu corpo, sua fisiologia e seu estilo de vida. E, a fim de favorecer resultados rápidos e encorajadores, também incluímos o Reset — uma atualização rápida, (quase) indolor, de todo o seu sistema. É praticamente como apertar um botão para reiniciar seu relógio interno, a fim de que você possa enxergar de modo imediato a associação positiva entre suas escolhas e a qualidade de seu sono.

Por fim, este guia é seu, ou seja, você pode usá-lo para o resto de sua vida. Foi feito levando-se em consideração a evolução de suas necessidades de sono e as de seus filhos e pais (ver "O sono em todas as idades", página 233 — talvez você se surpreenda). Este livro pode ser revisitado caso precise reconfigurar seu ritmo novamente no futuro, ou se algum novo problema surgir — apneia do sono, alterações biológicas provocadas por longas viagens de avião (*jet lag*), a chegada de um recém-nascido etc. Quando desenvolver e seguir sua própria metodologia do sono, você terá dado passos importantes para melhorar não apenas a qualidade de seu descanso, mas também sua alimentação, o funcionamento do organismo de maneira geral e momentos de relaxamento. Como resultado, conquistará uma (longa) vida com energia, dinamismo, criatividade sem limites, bem-estar duradouro e, claro, muitos bons sonhos.

## CONHEÇA SUA EQUIPE DE APOIO PARA UM SONO MELHOR

Gostamos de pensar que nossa profissão é facilitar a vida das pessoas ao menos um pouquinho, tornando-a mais saudável e certamente mais prazerosa.

Para Frank, um doutor em medicina funcional e integrativa, isso se traduz em mais de quarenta anos oferecendo a seus pacientes conselhos sobre mudanças de hábito simples e poderosas, em vez de simplesmente prescrever um medicamento ou vários deles. Em lugar de apenas tratar os sintomas, essas mudanças colocam os pacientes em contato com seus ritmos naturais, o que por sua vez acessa a causa oculta de seus sintomas. Além disso, graças à sua experiência em medicina tradicional chinesa (MTC), a forma como Frank cuida de seus pacientes é mais parecida com a de um jardineiro, e não a de um mecânico. A metáfora do mecânico tem a ver com a forma como a medicina ocidental costuma proceder: primeiro encontra nossas partes danificadas e, então, as conserta (com medicamentos) ou as retira (com cirurgias). Por outro lado, na medicina tradicional chinesa, o objetivo é que o paciente, assim como uma planta, floresça e desabroche. Se as folhas de uma planta ficam amareladas, você não as arranca ou pinta de verde — mas verifica se as raízes estão sufocadas, se há nutrientes no solo, se a planta recebe água ou luz suficientes etc. Por isso, a forma como Frank analisa problemas de sono é olhando tanto para os sintomas como para as causas enraizadas que comprometem o descanso. E, como membro do Conselho Consultivo para o Sono da Casper, a primeira marca voltada ao mercado do sono no mundo, ele ajuda muitas pessoas que apresentam problemas para dormir — além da própria equipe da Casper — a se reeducarem sobre o sono que desejam e precisam ter a fim de tornar suas vidas melhores.

Seus superpoderes do sono são: dar a você toda a informação necessária (incluindo estudos e pesquisas mais recentes), mas sem que precise de um diploma de medicina para entendê-la, além de um protocolo aprovado por médicos para que seja possível começar a sentir-se melhor *agora*.

Neil é filho de um médico especialista em sono e cofundador da Casper, uma empresa cujo objetivo é revolucionar os hábitos noturnos e a maneira como as pessoas entendem seu sono. Tem como missão fornecer as mais importantes ferramentas para uma vida melhor nesse quesito, sejam travesseiros que previnem dores e torcicolos, lâmpadas que reduzem seu brilho automaticamente para favorecer o relaxamento do corpo, ou os colchões mais indicados para cada pessoa — ferramentas que nos ajudam a conquistar o mundo. Ele e sua equipe também estão na vanguarda de uma cultura na qual o ato de dormir, em vez de mera necessidade, é visto como um prazer. Essa equipe, além de criar o Conselho Consultivo para o Sono, composto dos mais destacados especialistas em sono e bem-estar (grupo do qual Frank faz parte), também aconselha os membros e clientes da Casper sobre inovações e teorias emergentes para aprimorar o sono, colocando o discurso em prática. Neil e sua equipe fazem o papel de cobaias, pois eles mesmos usam seus equipamentos e põem as recomendações à prova, certificando-se de que elas realmente funcionam. Aliás, foram eles os primeiros a testar o programa Reset, sobre o qual você aprenderá no Capítulo 10.

Mas talvez o fato mais importante seja que Neil já passou pelo mesmo que você! O que o aproximou de Frank foi justamente a necessidade de cuidar dos seus problemas de sono (segundo ele, sentia-se exausto mesmo após ter dormido aparentemente bem por uma noite inteira). Juntos, analisaram os hábitos de Neil: consumo excessivo de cafeína durante todo o dia, inclusive no fim da tarde; refeições tarde da noite por causa de obrigações sociais ou profissionais; além de uma rotina muito estressante. O resultado dessa combinação era como uma eterna sensação de *jet lag* ou, como Frank descreveu, Neil estava "fora de seu ritmo". Para retomá-lo, Neil teve de identificar o que estava roubando seu sono (excesso de cafeína, refeições tardias, lanches fora de hora, descuido com o estresse, falta de horário fixo para dormir ou pegar no sono vendo TV) e, então, desenvolver hábitos melhores (café descafeinado, yoga, meditação, não ter TV no quarto, além de suplementos como canabidiol e magnésio). Para entender seu ciclo de sono, que dura 24 horas, teve de reavaliar sua prática de exercícios, alimentação e seu estilo de vida como um todo. Mudou o que foi possível e, mesmo que o estresse não tenha desaparecido e ele não tenha podido se livrar para sempre de seus compromissos noturnos, o resultado foi um sono melhor.

Seus superpoderes do sono são: o vasto conhecimento sobre ferramentas e recursos que contribuem para a qualidade do sono e a sensibilidade de alguém que esteve nas trincheiras da guerra contra os problemas para dormir.

## HORA DE CONVERSAR A SÉRIO

Se você pretende usufruir dos benefícios de um sono adequado — melhora na saúde, longevidade e mais qualidade de vida —, então terá de levar a sério o objetivo de ter uma boa noite de descanso. Afinal, esse é realmente um assunto muito sério. Nada ilustra melhor o incrível poder do sono do que perceber o que acontece quando você dorme mal. A privação de sono, cujos efeitos podem ser sentidos após somente uma noite mal dormida, afeta todos os principais sistemas do seu organismo: coração, cérebro e imunidade. Em outras palavras, prejudica o aprendizado, o raciocínio, a maneira como você envelhece, a resistência a doenças, o humor, o ânimo e o peso. É comprovadamente um fator de risco para Alzheimer, cardiopatias, derrame, diabetes, depressão, ansiedade e obesidade.

Inclusive, a falta de sono pode afetar até mesmo seu DNA, que é uma espécie de estrutura a partir da qual tudo em seu corpo é feito. Pesquisadores observaram que o DNA de pessoas que sofrem de privação de sono produz menos "genes de reparo" e mais "pontos de quebra". Ou seja, essas pessoas possuem menos genes capazes de corrigir mutações potencialmente prejudiciais quando as células de seu corpo se multiplicam, além de maior risco de sofrerem danos em seu DNA. Essa é mais uma evidência de que a má qualidade do sono é fator de risco para o câncer, além de doenças cardiovasculares, metabólicas e neurodegenerativas.[1]

Dormir bem é de fato uma questão de vida ou morte. Em 2007, pesquisadores britânicos publicaram um estudo realizado com dez mil indivíduos por mais de vinte anos sobre como eles eram afetados por seus padrões de sono. Os resultados foram claros: os que dormiam mal tinham praticamente o dobro de risco de morrerem por qualquer causa possível (mas em especial doenças cardiovasculares).[2] E, sem intenção de pressionar, mas além disso, a Revista da Associação Americana do Coração publicou um novo estudo no qual se afirma que pessoas com doenças crônicas, como pressão alta, diabetes tipo 2 e doenças cardiovasculares, ou que já tiveram derrame, estão mais suscetíveis a contrair câncer ou ter uma morte precoce caso não durmam o suficiente.[3]

Portanto, temos de concordar com: **sono melhor = vida melhor**.

## VOCÊ NÃO PRECISA PERDER O SONO PARA APRENDER A DORMIR MELHOR

Graças aos depoimentos de nossos pacientes, clientes, colegas, amigos e familiares, este livro foi orientado pela simplicidade — afinal, ninguém quer mais um livro chato, complicado e cheio de pesquisas (embora uma leitura assim possa até dar sono). Mas, falando seriamente, aprender a dormir melhor não tem de ser um assunto chato. E, definitivamente, não deveria ser difícil. Mesmo assim, ficamos pensando: se dormir é tão importante, por que um número tão grande de pessoas dorme mal? Pelo que vimos, estes são alguns fatores que atrapalham:

- **Há muita informação disponível — e não exatamente para ler antes de dormir.** São livros desanimadores e difíceis de entender. Além disso, qual é a última coisa que você quer fazer quando está exausto e sem pensar com clareza? Ler longos capítulos cheios de pesquisas científicas. Apesar de ser fascinante e importante, achamos que a informação necessária para você começar a se sentir melhor deve ser condensada em trechos compreensíveis, legíveis e curtos, acompanhados de conselhos úteis e fáceis de serem colocados em prática. Ainda assim, vamos incluir algumas pesquisas neste livro? Sim. Você vai precisar largar seu celular um pouco e prestar atenção de verdade? Sim. Mas será curto e interessante? Prometemos que sim.
- **Dormir se tornou uma tarefa.** É mais um item na longa lista de coisas que você "deveria" fazer para se sentir melhor. A sensação é de mais uma obrigação entre compromissos profissionais, sociais e deveres domésticos, em vez de ser parte de um ritmo natural que se encaixa perfeitamente no fim do seu dia. É aí que você pensa: "Por que não tomar um remedinho?". Essa prática, infelizmente, não apenas causa efeitos negativos sobre sua saúde de maneira geral, mas também prejudica a qualidade de seu sono a longo prazo. Queremos que você sinta vontade de dormir. Quando o ritmo natural do corpo é reiniciado — ou seja, quando você come, se movimenta e vive de uma maneira que contribui para os ciclos que regem seu sono, durante todo o dia (vamos falar *muito* mais sobre esse assunto em breve), o sono vem fácil e de maneira natural.
- **É difícil saber quais novos hábitos funcionarão melhor para você — ou se eles estão dando resultados.**

Por exemplo, se você quiser aprender os exercícios mais indicados para seu tipo físico, suas necessidades de saúde e seus interesses pessoais, pode contratar um *personal trainer*. Se quiser adquirir novos hábitos de alimentação que sejam de fato satisfatórios e alinhados com seu estilo de vida, pode contratar nutricionista. Mas, quando se trata de problemas de sono, a maioria dos especialistas ainda utiliza uma gama muito abrangente de conselhos a diversos tipos de pessoas. A metodologia para seu sono deve ser exclusiva, além de refletir seu ritmo próprio, levando em consideração idade, fisiologia, estilo de vida e preferências. E, assim como no caso de exercícios físicos, agora existem ferramentas com métricas para avaliar seu sono.

- **Você não quer desistir das coisas que gosta.** Se viver como monges fosse fácil, muito mais gente faria isso, principalmente para dormir melhor. Mas não é assim que o mundo funciona. Ninguém quer levar uma vida cheia de restrições. É por isso que desenvolvemos um programa sob medida para suas preferências e necessidades — incluindo sua vida social e aqueles hábitos dos quais você sente culpa ou vergonha. Então, se você monitora seu progresso usando uma metodologia de acompanhamento de sono, ou apenas um diário escrito, será capaz de identificar quais escolhas ao longo do dia beneficiam ou prejudicam seu padrão de sono — dessa maneira, poderá guiar suas decisões com base no que é melhor para você, e não para nós. E, caso tenha alguma recaída, poderá facilmente retomar de onde parou.

- **Não existe uma solução perfeita para todos.** "Me ensine a dormir direito?" é uma das súplicas que Frank mais ouve em seu trabalho. No entanto, em seus quarenta anos como médico, tratando milhares de pacientes com vários graus e tipos de privação de sono, ele constatou que não existe uma recomendação única e universal. E isso por conta de alguns motivos:

1. não existe uma quantidade "ideal" de sono;
2. cada organismo é diferente;
3. dentro de um estilo de vida, são vários os fatores que afetam o sono, e nem todos acontecem à noite.

Embora não haja solução única e universal, há uma causa frequente para o sono ruim. Isso mesmo: estar fora do ritmo. Assim, neste livro guiaremos você ao longo de cada um dos fatores que podem estar dessincronizando seu ritmo, incluindo como e com que frequência você se alimenta, como e quando você se movimenta, como você lida com situações estressantes e como são seus cochilos. Também vamos abordar fatores fisiológicos que influenciam seu ritmo, como idade, saúde intestinal, equilíbrio hormonal, e até mesmo sua genética pode ser levada em conta. Suas táticas de sono ideal provavelmente não serão as mesmas do seu parceiro, dos seus pais, ou mesmo de pessoas parecidas com você — e isso é normal. Além de te ensinar a ouvir seu corpo e avaliar seus hábitos, também vamos te ajudar a definir qual é o tempo certo de sono para você e a melhor forma para consegui-lo — tudo baseado em seus próprios resultados individuais.

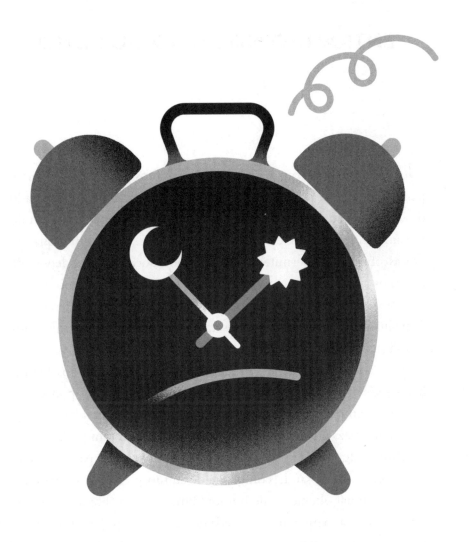

CAPÍTULO 1

# ENTRANDO NO RITMO DO SONO

Nos acostumamos com a ideia de que podemos ditar nossos próprios ritmos, independentemente do que a natureza manda. Nosso estilo de vida é dinâmico, não paramos um minuto (em geral fazendo tudo em ambientes fechados e com luzes artificiais) e só dormimos quando nossas obrigações permitem (costumamos dormir tarde, depois de ficarmos ainda mais tempo sob outras luzes artificiais, como as telas de nossos aparelhos eletrônicos, lâmpadas de LED ou fluorescentes). Trabalhamos por muitas horas, escravizados por nossos *e-mails*, notícias, ligações telefônicas, reuniões virtuais, além do malabarismo que fazemos com as obrigações em relação a nossos filhos, amigos e familiares, sem contar outras situações estressantes. Dormimos pouco, nos sentimos sempre cansados e, quando acordamos de manhã, começa tudo outra vez. Quando o esgotamento chega, não tem problema — há sempre algum remédio para isso. Isso também vale para qualquer outro problema de saúde, como falta de ânimo, pressão alta, desequilíbrio hormonal, alterações de humor, diminuição da libido, ansiedade ou depressão. E nem parece ser nada demais, afinal, todos à nossa volta vivem da mesma maneira e sentem os mesmos sintomas.

O que todos nós temos em comum, e Frank observa isso em quase todos os seus pacientes, é que *estamos completamente dessintonizados de nosso ambiente*. Estamos fora do ritmo. Esse fenômeno é chamado de arritmia cultural. E, a fim de curarmos nossos problemas para dormir — e praticamente todas as outras preocupações com a saúde —, precisamos reverter tal situação.

Pense na última vez que você se sentiu desorientação pelo cansaço de alguma viagem — e como foi ruim (clinicamente falando, claro). Você sentiu lentidão, ficou sem ânimo, com dificuldade para se concentrar ou raciocinar direito. Seu corpo doía, você custou a dormir e pode ter tido inclusive problemas de digestão. Infelizmente, esse fenômeno não ocorre apenas em viagens longas. Muitos de nós forçamos nossos próprios ritmos todos os dias e nos sentimos em um eterno *jet lag*.

Em nosso cotidiano, ficamos dessincronizados porque damos sinais errados ao nosso corpo o tempo todo, tais como:

- olhar mais para o relógio do celular do que para nosso relógio biológico;
- comer os alimentos errados em horários errados;
- consumir substâncias que alteram nosso ritmo (como cafeína, nicotina e álcool);
- fazer exercícios em horários errados (ou não se exercitar nunca);
- estar constantemente estressado;
- não dedicar tempo suficiente para relaxar;
- não aproveitar a luz natural durante o dia;
- passar muito tempo sob luzes artificiais;
- não ter hábitos diários consistentes (em especial, falta de horário para dormir e acordar, mesmo aos finais de semana);
- dormir pouco ou mal (quem poderia imaginar?);

Todos esses fatores prejudicam os padrões de sono. E, se nosso sono está desregulado, o mesmo ocorre com nossas outras funções corporais. É por isso que, para termos o descanso necessário, não basta dormir cedo e acordar tarde.

> **RITMO EM TEMPOS DE PANDEMIA**
>
> A pandemia da Covid-19 afetou profundamente o ritmo de bilhões de pessoas. Além de trazer mudanças drásticas para as nossas rotinas, como trabalhar em casa, perder o emprego, cuidar de crianças ou de outros membros da família, o isolamento social, os distúrbios emocionais e uma carga significativa de estresse, a pandemia também impactou imensamente nossos hábitos de sono e higiene. As recomendações contidas neste livro têm o intuito de te ajudar a reconhecer essas mudanças e se adaptar a elas. Recomendamos também o aplicativo Social Rhythms, criado por cientistas da Universidade de Michigan. Trata-se de um programa de monitoramento que não apenas ajuda cientistas a colher mais dados sobre o impacto do isolamento em nossos relógios biológicos, mas também permite aos usuários que identifiquem seus próprios padrões de sono. Falaremos mais sobre os imensos benefícios de monitorar o sono na página 65 ("Monitorando seu progresso com tecnologias do sono"), mas basta dizer que, como grandes fãs de dados, achamos que quanto mais informação você tiver sobre seus hábitos de sono, melhor.

## SEU RITMO PRECISA SER REINICIADO?

Se sua resposta for "sim" a três ou mais das perguntas a seguir, é provável que seu corpo precise se ressincronizar com seus ritmos naturais, a começar pelo sono. Os fatores que alteram o ritmo são diferentes para cada pessoa, por isso as próximas seções deste livro têm o objetivo de colocar você em sintonia com suas necessidades particulares.

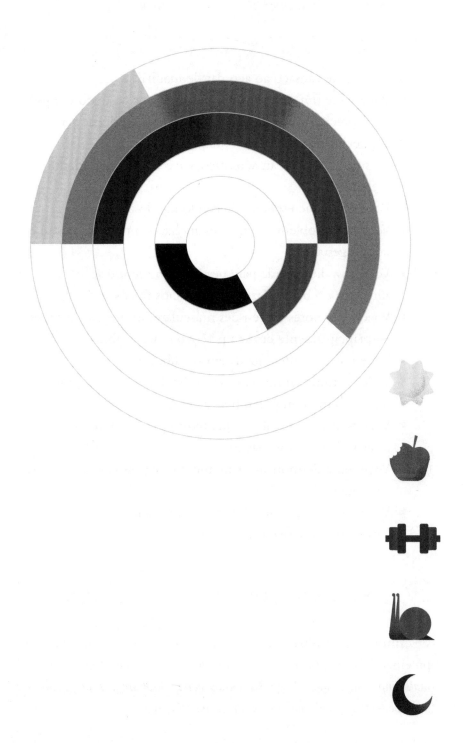

- Você sente cansaço ao acordar de manhã?
- Você sente um cansaço estranho na maior parte do tempo?
- Você precisa consumir café, refrigerantes ou doces para manter o ânimo durante o dia?
- Mesmo sentindo cansaço físico, você se sente sua mente acelerada?
- Você sente que está envelhecendo rápido demais?
- Você tem problema com gases, inchaços, prisão de ventre e/ou indigestão?
- Você tem dificuldade para perder peso mesmo se alimentando bem e fazendo exercícios físicos?
- Você sente dores ou tensões musculares ou nas articulações — principalmente em seu pescoço e nos ombros?
- Você notou alguma queda em sua libido?
- Você costuma sentir depressão, dificuldade para se concentrar, manter o foco ou se lembrar de coisas?
- Você tem a impressão de que muito pouco ou nada parece fazer você se sentir jovem?
- Você sente desmotivação até mesmo para as tarefas corriqueiras?
- Você percebe que fica doente com mais frequência ou que leva mais tempo para se recuperar?

## DIA E NOITE: OS CONDUTORES DO RITMO

O caminho para uma boa noite de sono começa com esta compreensão básica: *há leis biológicas fundamentais que são maiores que você, mais importantes que obrigações sociais e responsabilidades profissionais e mais poderosas que os avanços da medicina ocidental.*

Essas leis biológicas foram escritas há muito tempo, quando nossos ancestrais viviam em cavernas e cabanas, acordavam com o sol, esforçavam-se apenas quando necessário, comiam o que crescia a cada estação e dormiam assim que o céu escurecia. Nossas vidas podem ter mudado, mas nosso DNA não. Portanto, quando você não segue essas leis, seu corpo fica confuso, disfuncional, e pode até adoecer.

Essas "regras" biológicas são ditadas pelo nosso **Relógio-Mestre**, também chamado de "ciclo sono-vigília". O nome científico do Relógio-Mestre é **núcleo supraquiasmático (NSQ)**, localizado no hipotálamo, na base do cérebro. Tudo o que você precisa saber é que o Relógio-Mestre é um medidor interno poderoso o qual coordena seus ritmos circadianos — alterações físicas, mentais e comportamentais que ocorrem em seu corpo ao longo do dia.

Resumindo, os ritmos ditados pelo Relógio-Mestre dizem a seu corpo:

quando dormir;
quando acordar;
quando comer;
quando se movimentar.

Basicamente, o Relógio-Mestre é um marca-passo que coordena todos os sistemas do corpo em ciclos de 24 horas. Para fazer isso, utiliza informações do ambiente e se sincroniza de acordo com ele. E sabe qual é a informação primária que serve de base para essa sincronização? A luz. Afinal, nosso corpo foi originalmente programado para dormir quando está escuro e acordar quando está claro.

Nossos olhos possuem células fotossensíveis que captam informações (mesmo com as pálpebras fechadas) e as repassam para o Relógio-Mestre, que monitora constantemente a duração e intensidade da luz — ou seja, o dia e a noite. De acordo com essa coleta de dados, o Relógio-Mestre usa hormônios e neurotransmissores (mensageiros químicos) para indicar os ritmos por todo o corpo.

Funciona assim:

- Primeiro, o Relógio-Mestre aciona as funções que precisamos durante o dia: nossos hormônios se aceleram para estimular o metabolismo, nossa temperatura corporal se eleva, nossos músculos se preparam para trabalhar, e nossas funções cerebrais se concentram.
- Quando o dia escurece, o Relógio-Mestre nos prepara para dormir: a temperatura corporal cai, o sistema digestivo entra em modo de repouso e reparo, e o cérebro começa seu regime de desintoxicação noturno, limpando o que foi produzido durante o dia pela mente ativa, além de consolidar e armazenar memórias.

O seu Relógio-Mestre coordena mais de 100 ritmos circadianos diferentes, em ciclos de 24 horas que atuam em todo seu corpo. Por exemplo, o ciclo de seu intestino regula o apetite e a digestão; o ciclo de seu cérebro controla sua atividade mental e o humor; e o ciclo de seus pulmões regula sua respiração. Pressão arterial, temperatura corporal, equilíbrio hormonal, batimentos cardíacos — cada função de seu corpo, em nível celular, possui um ritmo próprio, mas são todas controladas (direta ou indiretamente) pelo Relógio-Mestre. E precisam estar sincronizadas para funcionar corretamente (e isso inclui o sono).

Para que funcionem da melhor forma possível e sem sobrecarregar o corpo, cada uma dessas funções tem seu ápice em diferentes períodos do dia. É por isso que nosso corpo funciona ou se sente diferente dependendo do horário. Entre 10h da manhã e meio-dia,

## Dormir não é apenas uma atividade noturna

Quando analisamos o ciclo circadiano de 24 horas, uma coisa fica evidente: para ter um sono adequado, não é apenas o que se faz à noite que importa. Embora, obviamente, seus hábitos noturnos influenciem seu sono, para retomar seu ritmo você precisa observar seus hábitos ao longo do dia. Seu Relógio-Mestre não para nunca de coletar informações e se recalibra contínua e cumulativamente. Qualquer ação que desestabilize seu ritmo em algum momento do dia vai causar um efeito cascata em sistemas menores até desarranjar todo o ciclo. É por isso que os novos hábitos para melhoria do sono apresentados devem ser incorporados ao longo de todo o dia. Sabemos também quais horários são mais indicados para ações como digestão, concentração e esforço, por isso incluiremos indicativos sobre o melhor momento do dia para exercitar esses novos hábitos. Quando você começar a tomar medidas que beneficiam suas funções corporais ao longo de 24 horas, perceberá a melhoria em seu sono e bem-estar de maneira geral.

é provável que você tenha mais facilidade de concentração ou mais energia para se exercitar; mas entre 14h e 16h, talvez sinta vontade de tirar um cochilo. Ou seja, como todas as coisas feitas pela natureza, há um ritmo lógico para o delicado fluxo de nosso corpo — e você pode se reconectar a ele. Ao se livrar da "confusão" causada pela dessincronização, conseguirá entender o que seu corpo precisa e quando, seja uma refeição ou algum exercício físico, seja uma pausa para espairecer ou um descanso rápido.

## MELATONINA E CORTISOL: OS GUARDIÕES DO RITMO

Nosso ciclo sono-vigília tem dois protagonistas: os hormônios e mensageiros químicos chamados melatonina e cortisol.

Ao fim do dia, seu Relógio-Mestre percebe que está escurecendo e aumenta a produção de melatonina. Esse hormônio é um sonífero natural. Estamos falando de uma substância pura, não o produto industrializado encontrado nas farmácias, sobre o qual falaremos mais na página 191 (Melatonina: produza, não finja). Em um mundo perfeito e descansado, a produção de melatonina seria um indicativo para você começar a relaxar e dormir.

Quando os níveis de melatonina em seu corpo se elevam, os de cortisol começam a diminuir. Cortisol é a contrapartida diurna da melatonina, ele te deixa alerta, aumenta sua energia, regula sua pressão arterial, contribui para a digestão e aumenta a taxa de açúcar no sangue (o que não é ruim, desde que sem excessos). Apesar disso, o cortisol também é o principal hormônio causador de estresse, e ele é liberado sempre que seu corpo entra em alerta — devido a uma ameaça real, como sintomas de alguma doença ou efeitos do aquecimento global, ou a pequenas tensões do dia a dia, como um *e-mail* de trabalho ou ficar preso em um congestionamento. Ou seja, é fácil entender por que níveis elevados de cortisol (estresse) têm um efeito tão prejudicial em seu sono, e consequentemente em sua saúde. Aprofundaremos essa questão mais adiante.

Conforme seus níveis de cortisol caem (deveriam, pelo menos), sua energia também diminui. Quando o dia escurece por completo, seu corpo produz melatonina em um ritmo constante, a fim de mantê-lo dormindo e assim realizar sua restauração noturna essencial. Seu corpo precisa desse tempo para fazer coisas como limpar e desintoxicar o cérebro, consolidar memórias e informações, diminuir a pressão arterial e produzir mais células imunológicas, e é por isso que a melatonina faz muito mais do que agir como uma simples sugestão para dormir. Ela também é um maestro imprescindível, que coordena funções metabólicas importantes e mantém nosso ritmo inalterado.

E então, quando a manhã chega e o dia clareia, as células fotossensíveis detectam a luz do sol, a produção de melatonina é interrompida, e o cortisol começa a ser produzido novamente, deixando você alerta para um novo dia.

## O QUE ATRAPALHA SUA PRODUÇÃO DE MELATONINA?

Infelizmente, seu Relógio-Mestre pode ser enganado a ponto de não saber qual é a hora certa de liberar melatonina ou de não produzi-lá o suficiente. Aliás, nosso estilo de vida moderno interfere tanto em nosso relógio biológico que nosso corpo nem sabe ao certo quando deve dormir. Quando esse tipo de disfunção acontece é porque nosso ciclo sono-vigília está dessincronizado. E as principais razões disso são:

- **Excesso de luz artificial.** Nosso corpo se desenvolveu quando ainda não havia eletricidade, por isso o Relógio-Mestre não entende que a luz de lâmpadas ou das telas de aparelhos eletrônicos é diferente da luz natural. E como nosso cérebro acredita que luz é igual a dia, o excesso de luz artificial é um dos principais motivos para que o ciclo sono-vigília se desregule, encurtando ou dificultando o tempo de sono.
- **Insuficiência de luz natural.** Quando não nos expomos à luz natural durante o dia — e, infelizmente, a maioria das pessoas passa muito tempo trabalhando em casa ou no escritório —, isso faz com que o corpo elimine mais melatonina, afinal, o sol é o grande regulador do ciclo sono-vigília promovido pelo Relógio-Mestre.
- **Excesso de cortisol.** Como já foi mencionado, se nosso corpo produz mais cortisol que o necessário — devido a fatores como longos períodos de estresse, dieta com excesso de açúcar e até mesmo exercícios físicos tarde da noite —, o delicado ritmo de produção alternada de cortisol e melatonina é afetado.
- **Inconsistência.** Nosso Relógio-Mestre manda em tudo. Por isso, quando não temos horário fixo para comer e, pior ainda, dormir, isso desregula nosso sistema e altera nosso ritmo natural (um fenômeno chamado de *jet lag* social). O resultado é uma produção de melatonina insuficiente.

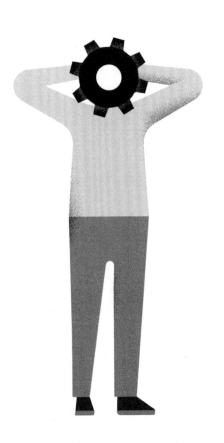

## O CORPO SEM RITMO

Quando nosso ritmo está desregulado, o corpo todo sente, isto é, cada sistema é afetado. Um desequilíbrio de sono não apenas causa um efeito desestabilizador no corpo, mas é também um indicativo de que algo não está mais funcionando corretamente — ou seja, é ao mesmo tempo causa e sintoma. Se o problema persiste, a disfunção corporal apenas piora e perpetua o ciclo.

### Mente

O cérebro costuma ser o primeiro a reclamar quando saímos do ritmo — é por isso que nos sentimos desorientados e lentos após uma simples noite mal dormida. Afinal, durante o sono, o cérebro realiza diversas funções de autocuidado importantes.

Ele utiliza esse tempo para criar caminhos entre células nervosas e, com isso, retém as informações aprendidas naquele dia. No entanto, se durante a noite, período em que deveria se atualizar e renovar, o cérebro é sobrecarregado com outros estímulos (maratonando alguma série da Netflix, por exemplo), ao longo do tempo o aprendizado e a concentração vão ficando comprometidos. A privação de sono também eleva os níveis de cortisol, o que por sua vez prejudica a produção de células cerebrais pelo hipocampo, que é o centro da memória e aprendizado em nosso cérebro. Dormir pouco diminui ainda nossa coordenação motora e aumenta o risco de acidentes.[4] Os efeitos da privação de sono no cérebro são, de várias maneiras, similares ao consumo excessivo de álcool. Pesquisas recentes mostram que motoristas que dormem pelo menos uma hora a menos do que de costume correm um risco significativamente maior de se envolverem em acidentes de trânsito. De acordo com a Fundação Nacional do

Sono, trabalhadores com altos níveis de privação de sono têm 70% mais chances de sofrerem algum acidente de trabalho do que os que estão bem descansados.[5] Além disso, a falta de sono também é associada a maiores riscos de lesões em atletas,[6] mesmo os adolescentes,[7] mais propensos a negligenciarem o próprio sono, assunto sobre o qual falaremos com profundidade no Capítulo 8.

Além disso, o cérebro possui um regime de desintoxicação noturna que pode ser prejudicado pela falta de sono. Da mesma maneira que nossos músculos produzem ácido lático depois de uma sessão de exercícios (que é, basicamente, o subproduto dos esforços físicos), o cérebro produz proteínas prejudiciais no decorrer de um longo dia, pois ele metaboliza todos os artigos que lemos, os *e-mails* que escrevemos e as decisões que tomamos. E, assim como músculos doloridos precisam de repouso para se recuperar, nosso cérebro também necessita. É durante o sono que o cérebro se livra desses metabólitos tóxicos, usando um mecanismo de limpeza próprio chamado sistema glinfático, que limpa o cérebro de proteínas prejudiciais. Tais proteínas podem formar placas (no caso de proteínas beta-amiloides) e emaranhados (no caso de proteínas tau). O acúmulo de proteínas nocivas gera declínio cognitivo e pode aumentar o risco de Alzheimer, além de mais perturbações de sono (e consequentemente outras doenças).

Pesquisadores da Escola de Medicina da Universidade de Washington, em St. Louis, relataram recentemente que indivíduos que tinham menos sono de ondas lentas — tipo de sono profundo, necessário para consolidar memórias e que nos dá a sensação de acordar descansados — não só possuíam níveis mais altos de tau, mas também uma disseminação mais generalizada dessa proteína. É por isso que não apenas a quantidade de sono é importante, mas também a qualidade dele — e vamos te ajudar com isso.

O sono de agora determina como nosso cérebro funcionará posteriormente. No caso do acúmulo de placas de proteína, sintomas como perda de memória e desorientação podem surgir em um período de até vinte anos.

## Humor

Pessoas com frequente privação de sono costumam ter mais problemas de humor (raiva, frustração, irritabilidade, tristeza) e menos emoções positivas (otimismo, indulgência, facilidade de convivência). Isso ocorre porque o sono profundo é uma poderosa terapia que acalma e equilibra o cérebro e, consequentemente, nossas emoções. Quando esse processo é encurtado, sentimos seus efeitos. Um estudo da Universidade da Califórnia, em Berkeley, examinou os efeitos de apenas uma noite mal dormida e, observando imagens do cérebro de pessoas aparentemente saudáveis, os pesquisadores notaram aumento de atividade da amígdala — onde o medo e a ansiedade se localizam. Além disso, os participantes relataram um aumento perceptível de ansiedade.[8] A pesquisa *O Sono nos Estados Unidos* revelou que pessoas com depressão ou ansiedade tinham maior probabilidade de dormir menos de seis horas à noite. O fato de indivíduos que sofrem de insônia terem cinco vezes mais chances de desenvolver depressão não é mera coincidência. A privação de sono nos deixa mais vulneráveis a alterações de humor e pode fazer com que pessoas com transtorno bipolar desenvolvam manias. E, como os pesquisadores da Universidade Estadual de Iowa descobriram, a falta de sono — mesmo sendo poucas horas em uma noite — nos torna notavelmente mais irritáveis,[9] gerando dificuldades em lidar até com situações apenas levemente inconvenientes.

Os pesquisadores da Universidade de Berkeley também descobriram que pessoas com privação de sono se sentem mais solitárias e têm maior propensão a evitar contato próximo com outros, um fenômeno similar à ansiedade social. Como resultado, tornam-se menos atrativas socialmente, a ponto de fazerem com que pessoas bem descansadas se sintam solitárias após interagir com elas. Portanto, não é exagero dizer que nossa falta de sono incomoda a todos.[10]

## Coração

A Associação Americana do Coração passou a recomendar que, além de aspectos como alimentação, exercícios, pressão arterial e níveis de açúcar no sangue, médicos também analisem o sono de um paciente como indicativo de risco de doenças cardiovasculares. Afinal, a falta ou a má qualidade de sono estão ligadas a maiores riscos de doenças cardíacas, mas também de obesidade, diabetes tipo 2 e pressão alta.

Parte da manutenção que o corpo realiza enquanto dormimos é a produção de glóbulos brancos, utilizados pelo sistema imunológico para combater infecções e proteger o corpo de invasores. E, como glóbulos brancos têm uma natureza agressiva (para expulsar corpos estranhos), são também uma grande fonte de inflamação. São nocivos quando produzidos além do necessário, podendo causar aterosclerose — condição na qual artérias ficam rígidas e inflamadas em resposta ao acúmulo de placas.

Temos algum controle sobre a quantidade de glóbulos brancos liberados durante o sono, que permite regular a produção de células inflamatórias e protege os vasos sanguíneos. No entanto, como os pesquisadores do Hospital de Massachusetts constataram recentemente, quando não dormimos o suficiente, a produção de células inflamatórias se desregula, aumentando o risco de inflamações.[11]

Além disso, cientistas de Harvard descobriram que, em um corpo privado de sono, os glóbulos brancos se emaranham na placa arterial, o que faz aumentar a obstrução da artéria. Esse acúmulo gera coágulos sanguíneos que reduzem o fluxo de sangue, o que, por sua vez, nos torna mais suscetíveis a ataques cardíacos, derrames e, com o tempo, doenças cardíacas. Pesquisadores também descobriram que um sono de má qualidade reduz os níveis de orexina do corpo, uma proteína produzida pelo hipotálamo, a parte do cérebro que regula o sono. Quanto menor o nível de orexina, maior a produção de glóbulos brancos e a probabilidade de haver placas que bloqueiam as artérias, causando a aterosclerose, e assim por diante. A boa notícia é que, quando os pesquisadores de Harvard deram hipocretina a ratos de laboratório privados de sono (para simular seu efeito), notaram diminuição da aterosclerose.[12]

Dormir é também um remédio natural para quem sofre de pressão alta. O sono diminui ligeiramente nossa pressão arterial, que se eleva de modo inevitável ao longo do dia por conta dos estressores físicos e emocionais que enfrentamos (também conhecidos como vida). Sem essa reinicialização noturna, nossa pressão arterial se elevaria de maneira constante, aumentando o risco de — isso mesmo — infarto, derrames e doenças cardiovasculares. Imagine o seguinte: na segunda-feira logo após o término do horário de verão (quando perdemos uma hora de sono), há aumento de 25% nos ataques cardíacos em todo o mundo. Em contrapartida, quando ganhamos uma hora extra de sono, esses eventos reduzem em 21%.[13]

Vale notar também que pessoas acima dos 45 anos com sono irregular (que não têm horário fixo para dormir ou acordar, ou seja, que dormem diferentes períodos a cada noite) têm quase o dobro de chance de desenvolver doenças cardiovasculares, se comparados com aqueles cujo padrão de sono é fixo.[14]

### Sexo

Uma rapidinha: menos sono significa menos testosterona, tanto em homens quanto em mulheres. Esse fator leva à queda de libido, a sexo menos frequente e prazeroso, à disfunção erétil e redução significativa no tamanho dos testículos (em homens que dormem menos de cinco horas por noite, se comparados aos que dormem oito horas ou mais). Além disso, homens que dormem pouco tendem a ter níveis de testosterona semelhantes aos de alguém dez anos mais velho. Isso ocorre porque apenas um curto período de sono ruim — uma semana, por exemplo — equivale a uma década de envelhecimento, no que diz respeito à produção de testosterona. Há também pesquisas indicando que dormir pouco reduz a fertilidade masculina.[15] E, mesmo que surpreendentemente haja pouco estudo sobre o efeito do déficit de sono na fertilidade feminina, é seguro dizer que, devido a seus efeitos nocivos para a saúde de maneira geral, provavelmente também prejudica a capacidade de conceber.

### Peso

Não é por acaso que as palavras "gordo" e "cansado" muitas vezes são usadas juntas. A falta de sono está diretamente ligada ao ganho de peso. Pesquisadores da Universidade do Colorado verificaram que apenas uma semana dormindo cinco horas por noite fez os participantes do estudo engordarem em média um quilo, sem alteração de suas dietas ou de seu regime de exercícios. A privação de sono gera um efeito cascata no corpo que leva ao ganho de peso.

Primeiro, há uma alteração da sensação de fome — relacionada a hormônios, incluindo a leptina (que reduz o apetite) e a grelina (que o aumenta). A privação de sono diminui a produção de leptina e aumenta a de grelina, fazendo com que sintamos mais fome e, ao mesmo tempo, menos saciedade. Além disso, passamos a desejar outros tipos de comida — e, como você deve imaginar, não é verdura. Durante um período de privação de sono, começamos a desejar alimentos com excesso de gordura ou açúcar. Isso é resultado de duas mudanças em nosso cérebro. Ocorrem a redução de atividade no lobo frontal (área responsável por tomada de decisões complexas) e o aumento de atividade nos centros cerebrais mais profundos (áreas relacionadas a sentimentos de compensação, como comer gordura e doces).[16]

Em segundo lugar, sono ruim prejudica a saúde de nosso intestino. Interrupções em nosso ciclo de sono e ritmo circadiano alteram o microbioma, o centro de comando do sistema digestivo que não apenas digere os alimentos como também produz hormônios e abriga uma grande parte do sistema imunológico. Estudos mostram que perturbações em nossa microbiota (conjunto de microrganismos benéficos que vivem em nossa flora intestinal) estão diretamente ligadas a ganho de peso, além de uma série de outros problemas, incluindo doenças autoimunes, como artrite reumatoide, diabetes, fadiga crônica, depressão e insônia.

Em terceiro, a privação de sono faz com que o pâncreas libere insulina, levando ao acúmulo de gordura e a maiores riscos de diabetes tipo 2.

E, por último, embora não seja exatamente um fato chocante, a falta de sono nos deixa mais cansados para fazer atividades físicas essenciais à manutenção do peso ideal. Segundo especialistas que estudam a relação entre privação de sono e ganho de peso, a combinação desses fatores é a razão pela qual pessoas que dormem menos de seis horas por dia têm 30% mais chances de se tornarem obesas, em comparação com quem dorme de sete a oito horas.[17]

## Envelhecimento

Não é à toa que uma pessoa com aspecto cansado parece mais velha. Problemas crônicos de sono aceleram o relógio biológico, e isso se reflete em nossa aparência. Pele opaca, rugas e olheiras são resultado da privação de sono. Quando não dormimos direito, nosso corpo produz mais cortisol (o hormônio do estresse), o que enfraquece o colágeno, proteína que mantém a pele macia e flexível. A falta de sono também reduz a produção do hormônio do crescimento (conhecido como HGH — *human growth hormone*), responsável pela reparação natural do tecido epitelial, processo pelo qual o corpo normalmente passa enquanto dormimos.

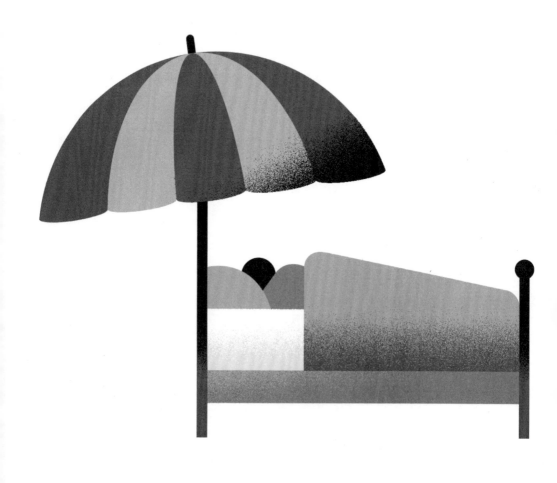

## O SONO E A RESISTÊNCIA IMUNOLÓGICA

Como já aprendemos, no caso de uma pandemia — o teste definitivo de resiliência de nosso sistema imunológico —, dormir mais e melhor pode salvar vidas. Não é por acaso que cada vez mais médicos recomendam o sono como prevenção a infecções virais generalizadas: é um dos reguladores mais poderosos de nosso sistema imunológico, que, como um operário noturno, trabalha enquanto dormimos. Ele utiliza nosso descanso para reparar células danificadas e combater doenças ou infecções persistentes, além de produzir e armazenar anticorpos e moléculas de proteção chamadas citocinas, que são como reguladores gerais do corpo, nos ajudando a dormir e nos protegendo de invasores. Quando dormimos mal, essas atividades do sistema imunológico ficam comprometidas. É por isso que pessoas com problemas de sono têm mais chances de contrair doenças, inclusive infecções virais, como Covid-19. E, quando adoecem, costumam ficar mais debilitadas e demoram mais a se recuperar.

São tão claras as evidências de que o hábito de dormir menos de seis horas por dia compromete o sistema imunológico e aumenta o risco de contrair câncer que a Organização Mundial da Saúde (OMS) classifica qualquer trabalhador noturno como mais propenso a adquirir a doença. As exceções são pessoas com variantes genéticas como ADRB1 ou outros genes que não necessitam de tanto sono — mas são uma minoria da população.

O maior problema de um sono desregulado ou dessincronizado é que ele também *desregula o sistema imunológico*. Sempre ouvimos dizer que devemos manter nosso sistema imunológico forte, para que ele "enfrente" o que vier. No entanto, o pensamento mais correto seria manter o sistema imunológico capaz de produzir uma resposta modulada e precisa, sobretudo no caso de um ataque intenso, como é a infecção por um novo vírus. Quando médicos e cientistas observaram a taxa de mortalidade da Covid-19 (juntamente com outros vírus endêmicos, como SARS, MERS e o da gripe aviária, além de algumas doenças não infecciosas, por exemplo, esclerose múltipla e pancreatite), descobriram uma complicação comum e frequentemente fatal a qual chamaram "tempestade de citocinas". Ela ocorre quando o corpo produz um ataque excessivamente agressivo ao vírus, liberando tantas citocinas de uma única vez que causa danos ao próprio corpo e, como consequência, inflamações. Embora a citocina em si seja benéfica quando liberada na quantidade correta, o excesso dela no organismo pode prejudicar o sistema imunológico.

Nem sempre mais é melhor quando se trata do sistema imunológico — mas em relação à moderação, modulação e resiliência, sim. O sono dá ao nosso corpo o melhor sistema de defesa possível.

Apesar de todas as recomendações que daremos sobre modos de desenvolver uma metodologia para dormir melhor — que inclui coisas divertidas como criar um santuário do sono, brincar com aplicativos ou aparelhos para monitorar ou induzir o sono e alguns suplementos naturais —, temos em mente um objetivo maior e que pode salvar vidas. Não nos entenda mal, todas essas recomendações são eficazes! Mas a atitude mais poderosa e eficiente sempre será retomar nosso ritmo natural. É o melhor remédio, não custa (quase) nada e está disponível para a maioria das pessoas.

## O PODER CURADOR DO RITMO

Já vimos que, quando estamos fora de nosso ritmo, a saúde é prejudicada e todos os sistemas são afetados, comprometendo o coração, o cérebro, a circulação sanguínea, a resposta imunológica, a saúde sexual, o equilíbrio hormonal e o peso, entre outros problemas. No entanto, como um antídoto, retomar nosso ritmo restaura e melhora essas funções vitais. Na prática, significa produzirmos a quantidade ideal de hormônios nos horários corretos do dia, o que por sua vez manda as mensagens corretas para as partes certas do corpo. Isso ativa nosso metabolismo nos momentos apropriados, ou seja, ele processa e distribui nutrientes de forma eficiente. Como consequência, mantém nosso cérebro aguçado, o coração potente, a pele flexível, o sistema imunológico forte, o humor equilibrado e a capacidade de lidar com o estresse — em muitas de suas formas — equilibrada e resistente.

O melhor de tudo, no entanto, é que, quando estamos alinhados ao nosso ritmo, o sono é restaurativo e de boa qualidade. Os cientistas podem ainda não saber exatamente por que dormimos, mas conseguem ver claramente se percorremos todos os estágios do sono, ou seja, se dormimos profundamente por tempo suficiente. Esse processo repara e renova nosso corpo todas as noites. É um elixir mágico que aprimora praticamente todos os aspectos de nossa saúde: aumenta os níveis de energia, nos ajuda a perder peso, protege nosso coração, fortalece a imunidade, reequilibra os hormônios, aprimora a capacidade de concentração, clareia a mente, eleva o humor, nos ajuda a superar desafios, mantém nossa aparência jovem e nos faz viver mais.

A principal razão por trás dos benefícios fisiológicos do sono é a possibilidade de nossa equipe de limpeza interna rearrumar as coisas após o desgaste do dia. Os efeitos de um sono profundo e por tempo suficiente são:

- Nosso cérebro consegue criar mais **fatores neurotróficos derivados do cérebro** (também chamados de BDNF).

Trata-se de uma proteína especial que repara nossas células cerebrais, promove o crescimento de novas células, melhora a memória e a capacidade de aprendizado, nos protege contra o Alzheimer e age como um antidepressivo natural, pois é capaz de reverter a ansiedade crônica e a depressão.

- Durante o sono, nosso cérebro organiza e armazena toda a informação coletada durante o dia e, com isso, retemos conhecimento, processamos novas memórias e as integramos com antigas, além de melhorar nossa capacidade de resolução de problemas. Trilhões de novos neurônios se reconectam para mapear o que aprendemos,[18] fazendo novas conexões, lembrando ao cérebro memórias antigas armazenadas[19] e limpando rotas de informações não utilizadas (chamadas sinapses). Todo esse processo faz com que o cérebro funcione de maneira mais eficiente no dia seguinte.[20]
- Nosso cérebro faz uma limpeza diária profunda no sistema glinfático. Esse é um processo majoritariamente noturno, semelhante a um dreno, que usa o líquido cefalorraquidiano (fluido cérebro-espinhal) para liberar resíduos, incluindo proteínas que formam a placa causadora do Alzheimer.[21]
- Os neurônios inativos dão um merecido descanso a seus funcionários, entre eles as mitocôndrias, produtoras de energia das células, essenciais para o desempenho fisiológico ideal. Esses neurônios inativos também eliminam resíduos celulares e se reabastecem com os materiais necessários para transmitir mensagens por todo o corpo.[22]
- O intestino promove um reequilíbrio de bactérias benéficas, em especial as que fazem parte do filo Verrucomicrobia, possivelmente ligadas a melhores funções cognitivas.
- Há uma melhora generalizada da saúde do intestino, o que

ajuda a regular a digestão, o sistema imunológico, as respostas emocionais e o equilíbrio hormonal.
- Os neurônios possuem *kits* de reparos que, durante a noite, "remendam" nosso DNA após os danos causados simplesmente por estarmos acordados. Caso contrário, esses danos se acumulariam até chegar a níveis inseguros, causadores de doenças.[23]
- Nosso sistema cardiovascular adquire um ritmo mais calmo e lento, gerando uma queda natural da pressão arterial — tanto para quem sofre de pressão alta como para quem não tem esse problema —, além de uma suave mas benéfica redução dos batimentos cardíacos.[24]
- Os capilares, arteríolas e artérias — as vias pelas quais passam o sangue, o oxigênio e os nutrientes — são reparados, prevenindo problemas como doenças cardiovasculares, hipertensão e resistência à insulina.[25]
- O sistema imunológico produz células que combatem invasores, podendo ser implantadas de modo gradativo e reforçar assim suas defesas contra infecções e inflamações crônicas.
- A melatonina — hormônio responsável pelo sono — tem sua produção reduzida e desencadeia a autodestruição de vários tipos de células cancerígenas (processo chamado de apoptose celular), privando os tumores do suprimento de sangue de que precisam para crescer.
- O sistema endócrino recalibra seus hormônios, ou seja, restaura os níveis hormonais (especialmente de testosterona).[26]
- Por fim, há uma alta produção de hormônios benéficos para o desenvolvimento reprodutivo, a fertilidade, a reprodução e regeneração celular, a reparação muscular e a densidade óssea.[27]

## REMÉDIOS NÃO AJUDAM

Segundo uma pesquisa realizada pelo instituto Consumer Reports, em 2018, 80% dos entrevistados adultos relataram dificuldades para dormir pelo menos uma vez por semana. Dentre essas pessoas, cerca de um terço contou que toma algum remédio — receitados ou não — para dormir em, ao menos, uma ocasião durante o ano.[28] Com base nesse número, os pesquisadores concluíram que pelo menos cinquenta milhões de adultos estadunidenses usam algum tipo de medicação para dormir. Esse dado traz alguns indicativos: 1 – O sono é evidentemente uma questão que afeta de modo profundo muitas pessoas; 2 – Se você toma algum medicamento para dormir, sem dúvida não é o único; e 3 – Uma abordagem eficaz e sustentável para os problemas relacionados ao sono é muito melhor que remédios. Medicamentos que ajudam a dormir, receitados por um médico ou não, são problemáticos por diversas razões. Veja a seguir algumas delas.

- **Remédios para dormir não melhoram seu sono.**
  Apenas cerca de um terço das pessoas que tomaram alguma medicação para dormir relatou um sono bom ou excelente na noite em questão. Seis a cada dez pessoas disseram se sentir sonolentas, confusas ou com dificuldades de memória no dia seguinte. Além disso, pesquisadores que analisaram esse tipo de medicamento em um estudo da Academia Americana de Medicina do Sono descobriram que alguns soníferos aumentam o tempo total de sono em apenas 20 a 30 minutos, enquanto outros tiveram desempenho pouco melhor do que um placebo.[29] Observaram também que a maioria dos remédios mais usados, sobretudo os que não necessitam de receita, além de não serem indicados para uso

continuado, possuem "surpreendentemente poucas" pesquisas publicadas que apoiam a eficácia de seu uso a curto prazo.[30]

Além do mais, não é necessário ser um especialista em sono para deduzir que tomar alguma medicação não é tratar a causa dos problemas para dormir. Como já dissemos, um sono desregulado é sintoma de algum outro desequilíbrio em seu organismo. Apenas eliminar o sintoma não fará com que tenhamos um sono ou saúde melhores.

- **Remédios para dormir causam mais problemas (alguns bem graves).** Toda medicação para dormir tem efeitos colaterais consideráveis. Os mais comuns são tontura, sonolência diurna, dor de cabeça, problemas digestivos, alterações no apetite, boca seca, gases, azia e, no dia seguinte, podem ainda causar dificuldades de raciocínio e concentração, dor de estômago, tremores, fraqueza e problemas para respirar. Esses efeitos todos podem ser agravados caso a pessoa também faça uso de remédios controlados, drogas recreativas ou álcool — substâncias que uma em cada dez pessoas admitem consumir para conseguir dormir, de acordo com pesquisa da Consumer Reports.

A FDA (agência reguladora de alimentos e medicamentos dos EUA) atualmente exige que fabricantes de soníferos divulguem que esses medicamentos podem causar parassomia e distúrbios nos quais a pessoa consegue andar, fazer sexo ou até mesmo dirigir enquanto estiver dormindo ou semi-adormecido. Outro efeito colateral relatado é a amnésia do sono, condição na qual a pessoa acorda e não se lembra onde está. Também não é surpresa o fato de pessoas que tomam remédios para dormir terem o dobro de chances de se envolver em acidentes de carro — assim como quem dirige após ultrapassar o limite de concentração de álcool no sangue permitido por lei.[31] Além do mais, quem toma benzodiazepínicos como Xanax, Valium, Doral, Halcion, ProSom e Restoril por períodos estendidos, ou mesmo sedativos por um período além do normalmente recomendado de sete a dez dias, acaba desenvolvendo tolerância a tais substâncias, o que faz com que a dose necessária seja cada vez maior, ampliando também os possíveis efeitos colaterais.

Há outro agravante: algumas pessoas (principalmente mulheres acima dos 65 anos) demoram mais tempo para metabolizar os componentes ativos de tais medicações, ou seja, as substâncias se mantêm no sangue em níveis elevados por mais tempo, ampliando o risco de acidentes de carro, quedas ou outras casualidades. Mesmo com o recente alerta da FDA sobre os riscos de utilizar remédios para dormir e dirigir, no qual aconselha as pessoas a tomarem metade da dose recomendada, esses medicamentos nem sempre são receitados ou usados conforme orientações médicas.

E embora a FDA também recomende que pessoas acima dos 65 anos tomem doses menores, os efeitos colaterais desses medicamentos — sonolência excessiva, instabilidade motora e desorientação mental — as tornam mais vulneráveis a quedas, nas quais podem ocorrer fraturas ou danos cerebrais, além de agravar problemas de memória ou cognição já existentes. Em um estudo de 2017 feito com pessoas com 65 anos ou mais, os indivíduos que tomavam remédios para dormir sob orientação médica por mais de duas semanas tinham 34% mais chance de sofrer alguma queda em comparação aos que não tomavam.[32] A ONG médica Mayo Clinic está em processo de descontinuação do uso de medicamentos para dormir, como o Ambien, por exemplo, devido a descobertas recentes de que pacientes de hospitais que o tomaram (sob o nome genérico Zolpidem) tinham quatro vezes mais chances de sofrer quedas ou lesões, quando comparados a pacientes que não faziam uso desse medicamento.[33]

- **Remédios para dormir são os novos opioides.** Talvez a constatação mais alarmante sobre os medicamentos para dormir, principalmente os benzodiazepínicos, são suas características em comum com os opioides, incluindo a frequência com que são receitados, os componentes altamente viciantes e as taxas de mortalidade alarmantes.[34] Entre 1996 e 2003, o número de americanos adultos que tomaram benzodiazepínicos receitados subiu 67%, de 8,1 para 13,5 milhões.[35] Durante esse período, o número de overdoses aumentou oito vezes.[36] Estima-se que mais de 30% das overdoses envolvendo opioides também estavam relacionadas a benzodiazepínicos.[37]

Portanto, caso você esteja tomando medicações para problemas de sono, recomendamos que converse com seu médico para diminuir gradualmente a dose, desenvolva novos hábitos a fim de melhorar a qualidade de seu sono e, ao mesmo tempo, abandone práticas que o prejudiquem. Essa é não apenas a medida mais segura, mas também a que previne a "insônia rebote", fenômeno comumente relatado, no qual há uma reincidência ou piora dos problemas para dormir após a paralisação repentina de remédios. Além disso, a retirada dessas substâncias de nosso organismo contribuirá para que o corpo se reequilibre e reencontre seu ciclo natural de sono.

## ORTOSONIA: NÃO SE ESTRESSE COM O SONO

Há um fenômeno recente chamado "ortosonia", que é uma obsessão por conseguir o melhor sono possível. Essa condição faz com que as pessoas se estressem tanto com o próprio sono que acabam por não dormir direito. As atuais tecnologias de monitoramento de sono são um agravante, pois com elas não apenas é possível analisar todas as nuances de sua noite de sono, como também receber uma "pontuação" em relação a elas. E, embora tenhamos certa rigidez para que você se discipline e durma melhor, não queremos com essa disciplina tirar seu sono. Sabemos que recomendações de bem-estar podem levar as pessoas a se sentirem pressionadas em fazer tudo "perfeitamente" ou a terem receio do que possa acontecer caso falhem. Mas fique tranquilo, o objetivo deste livro não é promover o "melhor tipo de sono", até porque isso não existe. Queremos apenas que você durma melhor, pois qualquer medida que favoreça o sono auxilia também a saúde de forma geral. Sabemos que não existe perfeição na vida real (nem queremos isso) nem medalha para quem faz tudo "certo". Há, no entanto, recompensas para algumas mudanças de hábito.

Lembre-se: dormir é um processo biológico natural e do qual seu corpo precisa. Juntos, vamos colocá-lo de volta ao seu ritmo. E, quando isso acontecer, seu corpo vai dormir sem que você precise pensar sobre isso, planejar ou se estressar. Afinal, é assim que um corpo equilibrado funciona. No final das contas, dormir não é algo pelo qual valha a pena perder o sono.

CAPÍTULO 2

# CONHECENDO SEU SONO

Ter problemas para dormir significa apenas que nosso corpo está nos dizendo que há algo errado. Na medicina chinesa, sintomas são considerados indicativos de algum desequilíbrio oculto. Portanto, quando Frank atende a um paciente, ele analisa o sono como uma pista, e não como o problema em si, necessariamente (embora às vezes ele seja). Por isso, quando um paciente relata dificuldades para dormir, Frank faz um exame detalhado para verificar se é devido a problemas digestivos, desequilíbrios hormonais ou hábitos que estejam desregulando o ritmo circadiano.

Felizmente, a maioria dos problemas de saúde apresentam certos padrões e, por isso, a ferramenta de diagnóstico preferida de Frank é aplicar um teste a seus pacientes. Trata-se de um questionário que permite analisar mais profundamente as doenças e as queixas e, ao mesmo tempo, encontrar pontos comuns entre elas. O teste te ajudará a examinar mais de perto seus problemas de sono e as razões pelas quais você não está dormindo bem. A resposta mais simples e universal para tais problemas é a falta de sintonia com o próprio corpo. Ainda assim, há algumas causas específicas que desregulam nosso ritmo diário, criando um efeito cascata que atinge nosso sono. Costumamos chamar os resultados desse teste de "os tipos de ladrões de sono". São eles:

Estresse/ansiedade
Ritmo
Ambiente
Nutrição
Hormônios

Entender a natureza de seu próprio desequilíbrio (ou desequilíbrios, pois muitas vezes há mais de um) guiará as mudanças de hábito mais eficazes, assunto sobre o qual trataremos nos próximos capítulos.

## QUAIS SÃO SEUS LADRÕES DE SONO?

Passe por cada seção e responda as questões; em seguida, some todas as respostas "sim". Três ou mais respostas afirmativas em uma seção indicam a causa primária de seus problemas para dormir. É possível que você identifique mais de um ladrão de sono e, se for esse o caso, não precisa se desesperar. O objetivo do teste não é rotulá-lo ou fazer com que você se sinta culpado ou envergonhado. Trata-se de uma ferramenta para identificar o que está atrapalhando seu sono. Os resultados não devem ser vistos como limitações, mas como capacitadores. Caso mais de uma categoria se aplique a você, não precisa tentar consertar todas de uma vez — concentre-se na causa com maior pontuação e, então, vá gradativamente incorporando novos hábitos para combater os outros desequilíbrios. A ferramenta Reset (página 257) também ajudará muito, pois ela aborda todos os ladrões de sono.

### Estresse/Ansiedade:

1. Você acorda no meio da noite e tem dificuldade para voltar a dormir?

2. Você tem dificuldade para pegar no sono ou se deita na cama tentando dormir sem sucesso?
3. Você tem dificuldade de acalmar sua mente antes de ir dormir?
4. Você costuma se deitar com irritação, ansiedade, preocupação com discussões inacabadas ou prazos?
5. Você sente nervosismo, irritação ou ansiedade durante o dia?
6. Você sente inquietação, como se não conseguisse ficar sem se movimentar?
7. Você range os dentes à noite?
8. Você costuma sentir que não tem controle sobre as situações?
9. Você faz uso de álcool ou nicotina para amenizar emoções desagradáveis? Faz uso de THC ou canabidiol? (essas substâncias podem ser boas auxiliares para o sono e falaremos mais sobre elas na página 182, mas antes disso queremos chegar à raiz de seus problemas de sono).
10. Você costuma ter medo de que algo terrível aconteça?

*Pontuação:* _____

Ritmo:

1. Você dorme ou acorda em horários diferentes ao longo da semana?
2. Os horários de suas refeições também não são fixos?
3. Você faz refeições ou lanches até duas horas antes de ir dormir?
4. Você tenta "compensar" o sono aos finais de semana?
5. Você costuma usar aparelhos eletrônicos como televisão, computador ou *smartphones* por até duas horas antes de dormir?

6. Você é exposto a luzes brilhantes no meio da noite (olha seu celular ou acende a luz para ir ao banheiro)?
7. Quando você apaga a lâmpada de seu quarto, ainda restam objetos que emitem luz?
8. Você pratica exercícios intensos à noite?
9. Depois de acordar, você demora muito tempo até se expor à luz natural?
10. Você passa a maior parte do dia em ambientes com luz artificial?

*Pontuação:* _____

## Ambiente:

1. Quando você apaga a lâmpada de seu quarto, ainda restam fontes de luz artificial?
2. Você tem muitos aparelhos eletrônicos ligados em seu quarto?
3. Você dorme com o celular ao lado de sua cama?
4. Há ruídos externos que te incomodam à noite (caminhões de lixo, vizinhos, aparelhos ligados)?
5. O seu quarto costuma ficar muito quente?
6. Você dorme com as janelas fechadas em todas as estações do ano?
7. Você costuma acordar com torcicolos ou dores nas costas?
8. Você costuma acordar suando pela manhã devido ao excesso de cobertores ou edredons?
9. Você ronca? Dorme com alguém que ronca?
10. Você divide a cama com alguém que dorme em horários diferentes dos seus?
11. Você possui um animal de estimação que dorme com você?

*Pontuação:* _____

## Nutrição:

1. O jantar costuma ser a maior e mais pesada refeição de seu dia?
2. Você consome muitos alimentos que contêm açúcar?
3. Você costuma beber café após o meio-dia ou consumir alimentos que contêm cafeína, como chocolate, doces com sabor de café ou refrigerantes?
4. Você consome álcool mais de três vezes por semana ou fuma tabaco?
5. Você costuma comer pratos apimentados à noite?
6. Você costuma sentir refluxo ou azia após as refeições?
7. Você costuma sofrer de gases ou inchaços após as refeições?
8. Você costuma se sentir cansado ou desorientado após comer?
9. Você costuma sofrer de constipação ou diarreia?
10. Você costuma tomar medicamentos, suplementos ou drogas que podem interferir em seu sono?

*Pontuação:* _____

## Hormônios:

1. Você está na menopausa, perimenopausa ou andropausa?
2. Você foi diagnosticada com Síndrome do Ovário Policístico?
3. Sua menstruação é irregular?
4. Você tem sintomas agudos de tensão pré-menstrual?
5. Você tem dificuldade para dormir durante a semana em que está menstruada ou logo antes da menstruação?

6. Você está engordando na região da cintura?
7. Você sente irritação, ansiedade ou se deprime com frequência?
8. Você sentiu diminuição em sua libido?
9. Você sente cansaço com frequência?
10. Você costuma sentir desorientação mental?

*Pontuação:* _____

## INSONES, SEJAM BEM-VINDOS

Se você sofre de insônia, tem dificuldade para pegar no sono ou acorda muitas vezes durante a noite em vários dias da semana, pode achar que esses são os seus ladrões de sono. Mas engana-se! Não que deva se sentir normal ou otimista demais, mas se você sofre de insônia de maneira contínua (crônica) ou pontual (aguda), então é igual a todas as pessoas que têm algum problema para dormir. Esses são os sintomas da falta de sincronia. E, como acontece com qualquer outro sintoma, o que deve ser tratado é a sua causa — que certamente seja algum dos ladrões de sono que citamos acima. Felizmente, é muito provável que você consiga curar essas causas com as estratégias ensinadas neste livro.

Nos próximos quatro capítulos apresentamos novos hábitos a serem incorporados e recomendamos a você concentrar-se naqueles que te ajudarão a aliviar a ansiedade (página 213), mudar suas concepções e atitudes relacionadas ao sono (página 65), criar uma rotina de sono consistente (página 86) e se exercitar o suficiente durante o dia (página 126). Também recomendamos que você use algum aplicativo de terapia cognitiva comportamental específico para insônia, tido como um dos tratamentos mais eficazes. Esse tipo de terapia ajuda a identificar pensamentos e comportamentos que prejudicam o sono, para então os substituir por hábitos que nos fazem descansar melhor à noite (soa familiar?). Aplicativos como Sleepio ou CBT-I podem ser coadjuvantes importantes para as táticas de sono que construiremos juntos. É claro que, se sua insônia persistir (ou suas causas, como a ansiedade), aconselhamos procurar ajuda de um profissional especializado.

## MONITORANDO SEU PROGRESSO COM TECNOLOGIAS DO SONO

Somos entusiastas do monitoramento do sono, seja por meio de aparelhos e aplicativos de celular, seja por um bom e velho diário escrito. Quanto mais informações você tiver sobre seu sono, melhor saberá se sua estratégia está funcionando ou se é necessário fazer algum ajuste. Além disso, saberá em tempo real como certas atitudes impactam seu sono, por exemplo, tomar uma taça de vinho à noite (provavelmente atrapalhará) ou fazer uma sessão de alongamentos antes de se deitar (provavelmente ajudará). Por fim, táticas de monitoramento são as melhores ferramentas para personalizar e otimizar seu sono.

### Como escolher um método de monitoramento de sono

Ferramentas de monitoramento de sono possuem mecanismos e métricas diferentes: algumas têm um sensor que mede o pulso e se baseiam na variabilidade de frequência cardíaca (VFC) para identificar quando você adormece e em qual estágio do sono está. Outras medem a frequência respiratória (também se valendo da VFC). Algumas, mais simples, como é o caso dos *apps*, possuem sensores de movimento e som. O preço desses aplicativos ou aparelhos varia muito, há desde os gratuitos até os que custam algumas centenas de dólares. Como se pode imaginar, também variam no que diz respeito à precisão e aos detalhes dos dados informados.

Veja a seguir uma análise de alguns dos rastreadores de sono disponíveis atualmente.

- Monitores acoplados ao corpo
    - Anel Oura (monitora o sono e a VFC)
    - Pulseira Whoop (monitora o sono e a VFC)
    - Pulseiras Fitbit
    - Relógios Garmin (por exemplo, o modelo Forerunner 945)
    - Relógio Apple (ponto negativo: deve ser carregado todos os dias, ou dia sim, dia não, o que pode inviabilizar seu uso durante a noite)
- Sensores utilizados sob o colchão (não é necessário utilizar no próprio corpo, mas movimentos de parceiros ou de animais de estimação podem prejudicar a leitura)
    - Emfit
    - Withings
- Monitores baseados em aplicativos
    - SleepCycle
    - Pillow
    - Sleep Score
- Recursos analógicos
    - Utilize o modelo da seção Reset (página 257) e monitore seu sono apenas com papel e caneta.

O critério para selecionar a melhor ferramenta é apenas a sua preferência. Lembre-se, dormir bem não é uma competição nem algo que possa ser comprado, e ferramenta alguma de monitoramento por si só fará você mudar seus hábitos. Tudo depende de sua força de vontade para colocar as mudanças que deseja em prática. Vale ressaltar que nenhuma dessas tecnologias é considerada absolutamente confiável em relação à precisão de dados. Para isso, o ideal é fazer uma polissonografia, exame realizado em um laboratório especializado e que detecta distúrbios clínicos do sono, como a apneia. Ainda assim, você pode monitorar seus padrões de sono, o que é tão prático e útil quanto um exame de laboratório — se não mais, já que você pode combinar suas descobertas com novos hábitos saudáveis. O ideal é começar a identificar suas próprias melhorias, observando como seu sono se modifica ao longo do tempo, de acordo com as mudanças que aplica em sua vida. Ou seja, observar os dados a cada semana ou de acordo com dias específicos. Por exemplo, analisar o efeito do álcool em seu sono ou os dias em que você deixa de tomar café à tarde; enfim observar o impacto de seus hábitos.

O melhor sistema de monitoramento é sempre aquele possível de ser mantido e que oferece a você o tipo de retorno capaz de possibilitar as melhores decisões para seu sono ao longo do dia.

### NÃO TROPECE NO MONITORAMENTO

Se você é o tipo de pessoa obcecada por resultados, ou que se martiriza após uma noite de sono ruim, então talvez as ferramentas de monitoramento não sejam a melhor escolha. Os dados gerados por elas são para medir seu progresso e fazer com que você se sinta bem, e não para que se culpe pela pouca quantidade de sono REM em determinada noite ou pelo seu almoço daquele dia. O ideal é olhar para seus dados sem julgá-los, inclusive de maneira compassiva, apenas observando sua situação e sabendo que a única possibilidade é melhorar. No entanto, se você tem dificuldade em manter essa mentalidade, talvez seja melhor não monitorar seu sono. Se esse for o caso, mantenha apenas sua metodologia de sono e observe como se sente. Está mais bem descansado? Sua digestão melhorou? Sua concentração melhorou? Não seja severo consigo mesmo e concentre-se em maneiras de se sentir melhor.

Neil é um ótimo exemplo: ele mesmo assume sua relação complicada com ferramentas de monitoramento de sono porque tem a tendência de se apegar demais às métricas... e então se cansa e desiste. A solução que encontrou foi utilizar uma dessas ferramentas apenas durante algumas semanas e depois parar. Dessa maneira, ele reinicia seu organismo, especialmente quando percebe que há algum desequilíbrio — se fica doente com mais frequência ou sente mais dificuldade para acordar etc. Além disso, ele observa seus próprios hábitos (se, por acaso, aumenta o consumo de café e sente o impacto disso). Assim, Neil tem um panorama de seu sono: se está dormindo menos, se seus horários para dormir ou acordar estão desregulados ou se a qualidade de seu sono piorou.

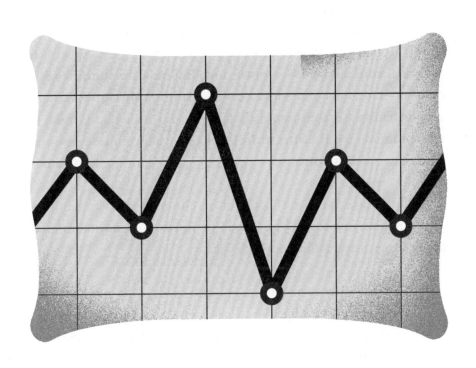

## DECODIFICANDO SEU SONO

Da mesma maneira que é possível monitorar nossa frequência cardíaca e o número de calorias queimadas durante um exercício, ou traçar um trajeto de corrida levando em consideração nossa biometria, e até mesmo registrar nossas refeições e os macronutrientes, as novas tecnologias e os aplicativos do sono permitem que tenhamos uma visão clara do que acontece conosco enquanto dormirmos. A maioria das ferramentas de monitoramento de sono — em especial as equipadas com sensores — registra nossa **latência do sono**, isto é, o quanto demoramos para adormecer; os **estágios do sono**, ou seja, quanto tempo passamos em cada fase de adormecimento, como o sono profundo e o REM; o **sono total**, que é a quantidade de horas dormidas; e o **descanso**, ou seja, a frequência com que acordamos durante a noite.

Mesmo que esses dados não tenham completa rigidez científica, dão um panorama sobre a qualidade de nosso sono, pois com essas métricas é possível avaliar nosso descanso.

- **Latência do sono:** um organismo saudável e sincronizado é capaz de se "desligar" e adormecer sem esforço em um período entre **5 e 30 minutos** após se deitar; 30 minutos seria um tempo aceitável, e de 5 a 15 seria o ideal. Caso você demore mais tempo que isso, volte à seção "Quais são seus ladrões de sono?", na página 60.
- **Estágios do sono:** nosso sono é como um ritmo dentro de outro ritmo. Quando descansamos, **percorremos um ciclo de quatro estágios de sono, preferencialmente quatro ou cinco vezes todas as noites**. Como o corpo realiza diferentes tarefas a cada estágio, é essencial não apenas atingir

cada um deles, mas da maneira mais ininterrupta possível, pois isso beneficia nossa saúde e o ritmo geral de nosso organismo. Os estágios são:

- **Estágio 1 (não REM — movimento não rápido dos olhos):** é a transição entre vigília e adormecimento. Nossa respiração e nossos batimentos cardíacos se tornam mais lentos, nossos músculos começam a relaxar e nossa temperatura cai. Nesse estágio, somos facilmente acordados por distrações ou barulhos.
- **Estágio 2 (não REM):** ainda é um sono leve, mas nossas ondas cerebrais se tornam mais lentas e nosso corpo entra em um estado de relaxamento profundo. As atividades cerebrais são dominadas por ondas teta, que favorecem o aprendizado, a memória e a intuição. Nesse estágio, as ondas teta são interrompidas por rajadas dos chamados fusos de sono que, acredita-se, contribuem para a retenção de informações e memórias.
- **Estágio 3 (não REM):** é o começo do sono profundo, também chamado de sono delta ou sono de ondas lentas. As ondas cerebrais ficam ainda mais lentas; nosso batimento cardíaco e nossa respiração caem drasticamente; nossa temperatura corporal também; e nossos músculos relaxam por completo. É nesse estágio que o hormônio do crescimento é produzido (essencial para mantê-lo flexível e resistente) e ocorrem os processos regenerativos. O cérebro utiliza o sistema glinfático (remoção de resíduos para o sistema nervoso central) a fim de se "desintoxicar", e a reparação de DNA está no auge. Nessa etapa de sono também foram detectados picos de energia, como se o corpo armazenasse forças para o dia seguinte.

- **Estágio 4 (REM):** é quando o cérebro produz praticamente apenas ondas delta, lentas e intensas, geradas nas meditações mais profundas e no sono sem sonhos. São elas as responsáveis pelo sono reparador que nos faz sentir revigorados quando acordamos. Enquanto a maioria dos músculos está temporariamente paralisada (com exceção de nossos aparelhos respiratório e cardiovascular), nossos sonhos são vívidos, e nossas ondas cerebrais ficam em estado semelhante a quando estamos acordados. O nome desse estágio se deve aos movimentos rápidos e aleatórios dos nossos olhos — *rapid eye movement*. A fase REM de nosso sono se estende ao longo da noite, permitindo que o cérebro faça sua manutenção, o que beneficia o aprendizado, a memória e o humor. As interrupções desse estágio — que podem ser causadas por ronco, ruídos repentinos, espasmos musculares ou pelo acordar repentinamente — prejudicam o cérebro em sua consolidação de eventos diários e conexões cognitivas, o que pode gerar consequências como dificuldades de concentração e aprendizado e até mesmo depressão.

A qualidade e quantidade do sono são satisfatórias quando atingimos esses quatro estágios. Para alcançar o sono mais profundo e repousante, nosso corpo tem de passar por eles em uma determinada ordem: 1, 2, 3, 1, 3, 2, 1, REM. É um processo impossível de ser apressado. Não há como trapacear quando se trata de sono.

**O ideal é que tenhamos uma ou duas horas de sono REM para cada nove horas de sono.**

- **Sono total:** de maneira simples, é a quantidade total de sono, incluindo os quatro estágios, durante uma noite.

> ### POR QUANTO TEMPO PRECISAMOS DORMIR REALMENTE?
>
> Mesmo que nossa profissão seja ajudar as pessoas a dormir melhor, ainda assim não sabemos a quantidade exata de sono de que todos precisamos. Portanto, vamos nos ater às recomendações da Fundação Nacional do Sono: **de seis a nove horas de sono por noite**, para adultos. Esse período nos agrada porque sabemos que dormir menos de seis horas pode gerar os efeitos de privação de sono (ver página 22), enquanto o sono em excesso, por mais de nove horas, está relacionado a maiores riscos de doenças cardiovasculares e morte. No entanto, não há razão para se preocupar. Esses riscos não se aplicam a crianças e adolescentes, de quem falaremos no Capítulo 8. Isso também não quer dizer que pessoas com mais de 65 anos podem dormir o tempo que quiserem — também falaremos disso no Capítulo 8. No entanto, no caso de atletas ou pessoas que fazem exercícios de alta intensidade, o corpo sofre um estresse fisiológico significativo e pode precisar de mais tempo de sono para se recuperar.
>
> Porém, como Neil pode atestar por experiência própria, talvez seja mais inteligente se preocupar menos com um número mágico de horas de sono e mais em aumentar a qualidade das horas dormidas.

- **Descanso:** muitos aparelhos e aplicativos de monitoramento de sono mostram os horários nos quais acordamos prematuramente à noite. E, como já vimos, interromper os estágios de sono não é simplesmente uma pausa para ir ao banheiro, verificar seu telefone ou lembrar-se dos afazeres do próximo dia. É também uma interrupção dos eventos que fazem parte do seu ciclo de sono e de todos os benefícios fisiológicos essenciais que eles constituem. Acordar de vez em quando e voltar a dormir imediatamente faz parte do ciclo de sono normal de um adulto. Aliás, a maioria dos adultos acorda a cada noventa minutos durante a noite, aproximadamente, como parte da transição de um estágio de sono a outro. Porém, se você acorda por algum desconforto físico, algum ruído causado por seu parceiro, seu próprio ronco ou sua apneia, excesso de luz no quarto, cama muito quente ou agitação mental (todas razões comuns para se acordar no meio da noite), essas questões devem fazer parte da sua metodologia de sono (e nós temos as soluções para elas!).

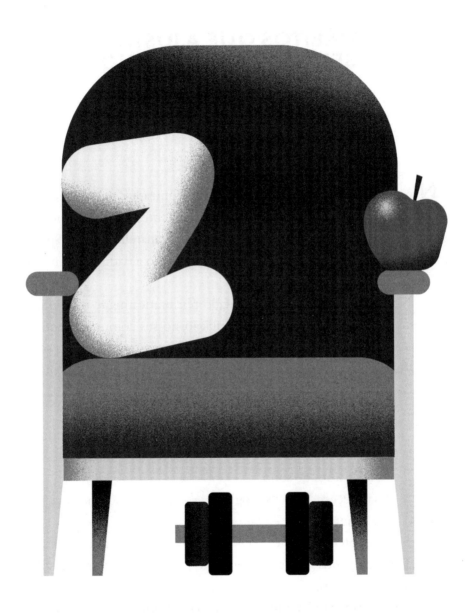

CAPÍTULO 3

# HÁBITOS QUE AJUSTAM SEU RELÓGIO INTERNO

Não importa o quanto estejamos dessincronizados, nosso Relógio-Mestre é capaz de se autoajustar. E todos temos essa habilidade — sem precisar de receitas médicas, terapias ou aparelhos caros. Somos capazes de ter um sono fácil e satisfatório, como a natureza manda. A solução? Novos hábitos.

Nosso ciclo sono-vigília é afetado por praticamente tudo o que fazemos, dia e noite — nossa alimentação, nossos comportamentos e ambientes. Se incorporarmos novos hábitos que promovam o sono em todas essas instâncias, nosso corpo voltará ao estado em que é possível ter uma boa noite de sono. Considere o seguinte: a cada dia, temos 24 horas de oportunidades para retomar nosso ritmo.

Nos próximos três capítulos, construiremos sua própria metodologia de sono. Para isso, você terá de identificar os itens listados a seguir:

1 – Seus ladrões de sono.

2 – Suas necessidades fisiológicas de sono (mesmo que você seja mais ativo durante a noite — veremos mais sobre isso na página 191).

3 – Suas preferências e o que é mais indicado para seu estilo de vida (afinal, sejamos realistas, sabemos o que acontece com as resoluções de Ano Novo).

Dessa forma, *você* mesmo poderá escolher quais hábitos quer adquirir e os que deseja descartar.

Todas as mudanças recomendadas foram pensadas para remover obstáculos ao seu sono, ao mesmo tempo que combate quaisquer deficiências. Com o tempo, esses novos hábitos manterão em seu organismo o Relógio-Mestre sincronizado com os ritmos diário e noturno, os sistemas fisiológicos e a produção hormonal equilibrados e o sistema nervoso controlado. Com isso, você se sentirá menos estressado e ansioso.

O fator-chave é o comprometimento. Pode parecer um processo simples, mas exige empenho. São mudanças profundas, que podem ser até mesmo desconfortáveis, mas cujos benefícios são inúmeros.

Basta ter em mente que:

O desconforto será temporário.
Os resultados serão quase imediatos.
As consequências serão expressivas e duradouras.
Você está no comando.
Caso tenha alguma recaída, é só recomeçar.

Se você seguir as sugestões dos próximos capítulos, um dia de cada vez, logo será capaz de entender o ritmo de que seu corpo e sua mente precisam para voltar a ser saudáveis e fortes.

## CONSTRUINDO SUA METODOLOGIA DE SONO

Nos próximos quatro capítulos, apresentaremos algumas das mudanças de hábitos mais impactantes para um sono melhor. Eles se enquadram em quatro categorias que refletem os principais fatores que afetam seu ritmo interno:

VIVER PARA DORMIR
O MOVIMENTO PARA DORMIR
COMER PARA DORMIR
SANTUÁRIO DO SONO

Imagine que você tem um cardápio em mãos. Antes, dê uma olhada e veja o que te agrada. Faça a si mesmo as perguntas: "O que está atrapalhando meu sono e pode ser mudado? E o que está faltando?". Em seguida, misture as recomendações como quiser, pois nenhuma delas será prejudicial, todas te ajudarão a dormir melhor. Basta se comprometer.

Você pode começar devagar, adquirindo apenas alguns novos hábitos e incorporando outros com o tempo. Como também pode mergulhar de cabeça e abordar as áreas mais significativas de sua vida que afetam seu sono. A decisão é sua: quantas mudanças quer implementar e em quanto tempo. De qualquer maneira, recomendamos começar com a seção Reset (página 257), assim você pode construir uma base sólida para retomar seu ritmo e obter resultados satisfatórios quase que imediatamente.

O ideal é que sua metodologia tenha dois níveis.

### Nível 1: Itens básicos

São recomendações úteis para todos, como manter seu quarto escuro, usar um colchão firme e não utilizar o celular duas horas antes de dormir. Mas, embora se trate de aspectos importantes para um sono saudável, eles não serão suficientes caso você tenha problemas hormonais ou intestinais.

## Nível 2: Prescrição personalizada

Trata-se de recomendações específicas para seus ladrões de sono, ou seja, uma abordagem mais incisiva e direcionada. São medidas que ajudarão a reiniciar e reequilibrar completamente seus sistemas biológicos, para que retomem o ritmo próprio de sono.

Os planos para cada ladrão de sono são:

**Estresse/Ansiedade:** acalmar o sistema nervoso simpático e reduzir os níveis de cortisol à noite.

**Ritmo:** sincronizar-se com o sol, estabelecer um horário de sono consistente e uma rotina de alimentação.

**Ambiente:** remover obstáculos e alterar fatores do quarto que inibem o sono.

**Nutrição:** corrigir desequilíbrios do microbioma e evitar alimentos que prejudicam o sono.

**Hormônio:** fortalecer o ritmo hormonal natural e adicionar hábitos que estimulem a sua produção equilibrada.

Outras sugestões para sua metodologia de sono:

**Não somos ingênuos:** as recomendações foram pensadas para o mundo real. Claro, gostamos de alguns aplicativos, como aqueles com ondas sonoras que estimulam níveis mais profundos de sono e os que fornecem meditações guiadas. Também recomendamos não deixar o celular ao lado da cama enquanto dorme, pois a luz azul e o campo magnético emitidos por ele prejudicam a produção de melatonina. Não queremos ser chatos, sabemos que não existem soluções "perfeitas" para o sono, mas sim as mais adequadas a cada um. Se você precisa corrigir um grande déficit de sono, começar com esses aplicativos pode ser mais útil do que tentar mudar abruptamente seu modo de vida. Escolha hábitos que te façam bem e ajudem você a dormir — e, se funcionarem, não se preocupe com detalhes.

**Repetindo, sabemos que este é o mundo real:** seu sono só vai melhorar se você implementar mudanças em sua vida — corrida, imprevisível e completamente real. Se você abraçar esses hábitos com o maior comprometimento possível e pelo tempo que conseguir, nenhum imprevisto impedirá seu progresso. São hábitos que devem funcionar em harmonia e formar uma base sólida para sua retomada de ritmo. Dessa forma, se por acaso em alguma noite você tiver problemas, como ter de cuidar dos filhos ou estudar até mais tarde, não será tão caótico. Além disso, você disporá das ferramentas para voltar aos trilhos (e com segurança, pois conseguirá planejar com antecedência). Resumindo: imprevistos fazem parte da vida, e esses hábitos te ajudarão em sua organização.

**SPS (sempre pense no sono):** cuidar do sono é um processo que envolve todo o seu dia. As decisões que você toma ao longo das 24 horas do ciclo circadiano afetam seu sono à noite. É por isso que os hábitos escolhidos por você deverão ser incorporados em diferentes momentos, para que retome seu ritmo e seu sono tenha um suporte contínuo. A fim de te ajudar a identificar quais hábitos são mais eficientes, incluímos os seguintes ícones para cada um de seus registros:

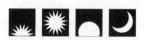

**Não estabeleça um objetivo modesto demais:** queremos que seu foco seja um sono **mais longo e melhor**, por isso o ideal é que você tente chegar à meta de **sete a nove horas de sono por noite**. Mesmo que demore, sua aspiração deve ser essa.

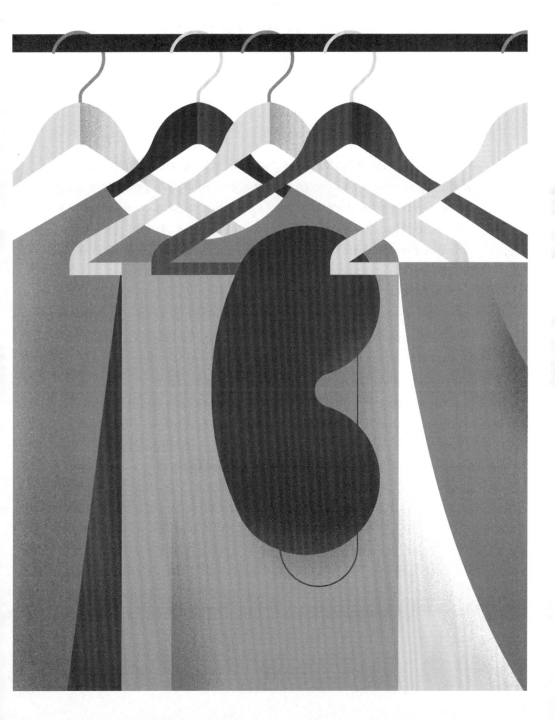

## CAPÍTULO 4

# VIVER PARA DORMIR

O segredo para alcançar um sono mais revigorante e revitalizante, do tipo que se acorda com os pássaros, é simples, mas poderoso: você tem que viver para dormir. É necessário alinhar seus comportamentos e práticas ao longo do dia para que seu sono seja melhor à noite. Afinal, a forma como você se movimenta, age e se sente durante o dia determina a capacidade de seu corpo em receber o sono.

Os hábitos apresentados neste capítulo devem ser praticados em diferentes momentos do dia e têm o benefício de ressincronizar seu ciclo de sono de modo definitivo. A questão não é apenas os hábitos em si, mas *quando* você os coloca em prática, pois a frequência ajuda seu Relógio-Mestre a reencontrar o ritmo natural.

Além disso, esses hábitos têm efeitos colaterais (positivos) inevitáveis: quando você começar a se sentir menos ansioso e mais calmo, a perceber o aumento de energia e a diminuição do estresse, a ter maior facilidade de orgasmos, além de conseguir respirar mais profundamente, será hora de ligar para seu médico e avisá-lo de que não voltará tão cedo ao consultório.

## MUDE SUA CONCEPÇÃO DE SONO

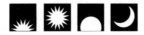

Neste capítulo — e nos seguintes — apresentaremos algumas mudanças comportamentais cientificamente comprovadas e aprovadas por especialistas que você pode adotar para melhorar seu sono. Apesar disso, o hábito mais importante a ser adquirido não é físico, mas mental. Se seu comprometimento mental com essas mudanças não for 100%, elas não terão muito efeito. Por essa razão, o primeiro hábito que você deve adicionar em sua metodologia de sono é *mudar suas atitudes e crenças com relação ao sono*.

Caso esteja enganando-se com alguns dos (falsos) pensamentos a seguir sobre o sono, é hora de rever seus conceitos:

- Eu não tenho controle sobre meu sono.
- Meu pai/mãe tinha esse problema, por isso eu também tenho.
- É normal dormir mal depois de certa idade (assunto que veremos mais profundamente no Capítulo 8).
- Sono nem é assim tão importante.
- Sono não está ligado a outros aspectos da minha saúde.
- Eu compenso o sono perdido no final de semana.
- Eu preciso tomar remédios para dormir.
- Para resolver meus problemas de sono, dependo de um especialista e de suas recomendações, e não das minhas próprias ferramentas.
- Eu sou assim e não tem jeito: insone, com sono leve, acordo fácil.

Em vez disso, use afirmações positivas ligadas ao sono. Repita:

- O sono afeta todos os aspectos da minha saúde.
- Eu tenho o poder de melhorar meu sono.
- Eu tenho as ferramentas para melhorar meu sono.
- Tudo o que fazemos ao longo do dia afeta nosso sono, para melhor ou pior.

Uma maneira de manter o otimismo neste novo caminho é imaginar seu progresso como números em uma escala. Seu peso não deve ser um indicador absoluto de sua saúde, mas permite uma visualização de sua evolução. Apenas quinze minutos a mais de sono em uma noite parece pouco — cerca de 3% de oito horas. É difícil enxergar uma diferença desse tamanho em nossa saúde de maneira geral. Uma circulação 3% melhor? Um metabolismo 3% melhor? No entanto, uma queda de 3% na escala é perceptível: é o equivalente a uma pessoa de 90 quilos emagrecer 3 quilos. Por isso, comprometer-se com quinze ou trinta minutos de sono de qualidade a mais já é uma grande melhora, relativamente falando, para retomar seu ritmo natural de sono. E, ao longo do tempo, os benefícios serão enormes.

## ACABE COM O JET LAG SOCIAL

Consistência é a chave para a saúde de nosso Relógio-Mestre. Afinal, não são muitas as variações de horário para o sol nascer e se pôr. Além disso, com certeza o sol não atrasa algumas horas porque quer sair e tomar uns drinques. Nós, por outro lado, ficamos mais do que felizes em bagunçar nossas agendas para acomodar nossa vida social e nossas necessidades pessoais. O resultado é que nossos horários de sono ficam completamente desregulados. Algumas noites dormimos mais tarde porque temos um jantar especial, ou temos que estudar, ou ficamos maratonando séries. Em outras, dormimos cedo porque temos yoga, aulas ou reuniões no dia seguinte. E então chega o final de semana e tentamos compensar o sono perdido. Ou seja, nosso ritmo social não está sincronizado com nosso ritmo biológico.

As consequências são parecidas quando viajamos e sentimos *jet lag* — cansaço, desorientação mental, problemas digestivos, desconforto geral. Agora imagine que, se isso acontecer todo dia, esses sintomas vão se tornando crônicos e cada vez mais agudos. Um novo estudo constatou que horários de sono inconsistentes e diferentes quantidades de horas dormidas a cada noite aumentam o risco de obesidade, colesterol alto, hipertensão, hiperglicemia e outros distúrbios metabólicos. Outra pesquisa mostrou que a privação de sono diária seguida pelo aumento de horas dormidas aos finais de semana pode ser pior para o controle das taxas de açúcar no sangue do que somente a privação de sono em si.[38]

Se algum dos pacientes de Frank se queixa de dificuldade para dormir — e dos problemas de saúde subsequentes —, quase sempre o *jet lag* social é o culpado. Como sua clínica fica em Nova York, onde as pessoas se importam mais com compromissos e produtividade do que em manter um ritmo saudável consistente, Frank vê de perto os efeitos do *jet lag*. E não são bons. Portanto, vamos nos livrar de uma vez por todas da ideia de que é possível "compensar" o sono durante os finais de semana. Para o cérebro, não existem dívidas de sono que podem ser pagas em prestações.

É preciso aceitar que uma das medidas mais eficientes para que nosso corpo retome seu ritmo natural é ter horários certos para dormir e acordar. Isso é chamado de "estabilidade do sono", um dos pilares da terapia cognitiva comportamental para insones. Significa, na prática, estabelecer horários fixos para se deitar e acordar e mantê-los diariamente, inclusive aos finais de semana.* O resultado é um ritmo compreendido e esperado por nosso corpo.

*Não somos monstros e, além disso, pesquisadores também concordam que uma manhã preguiçosa na semana não é suficiente para prejudicar seu ritmo de sono. Algumas pessoas acordam mais tarde aos sábados e domingos sem problemas, mas, se isso faz você dormir muito mais tarde nesses dias, é melhor manter horários mais rígidos.

### Escolhendo a rotina de sono ideal para você

Em seu nível mais básico, a fórmula é bem simples: defina o horário em que você gostaria de acordar pelas manhãs e faça o cálculo inverso para saber a hora em que você precisa se deitar, adicionando o período de sono ideal (de seis a nove horas por noite). Considere que o ideal seria jantar de duas a três horas antes de se deitar. Os horários específicos nos quais você se deita e acorda não são tão importantes quanto manter uma rotina consistente.

Outro fator a ser considerado é seu cronotipo, ou seja, se você rende melhor quando acorda cedo (como um sabiá) ou se fica mais ativo à noite (como uma coruja). Determinar seu cronotipo (página 88) te ajudará a criar o ritmo ideal para sua fisiologia.

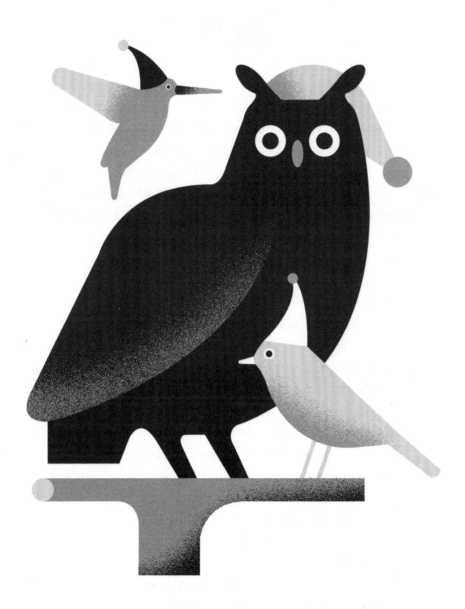

## ABRACE SEU CRONOTIPO

Mesmo que todos tenhamos um ritmo inato baseado em 24 horas, nem todos os ritmos são iguais. O exemplo mais claro é o fato de que algumas pessoas se sentem melhor acordando cedo, enquanto outras preferem trabalhar durante a noite. Não importa em qual grupo você esteja, quem dita suas preferências (geneticamente programadas) para dormir e acordar dentro do período de 24 horas é seu cronotipo. Por isso, escolher uma rotina sono-vigília baseada nele é o que te dará um ritmo que suporte suas inclinações naturais para dormir, acordar e trabalhar.

- **Você é um sabiá** (cerca de 20% das pessoas) se:
  - Acorda logo ao amanhecer, bem disposto.
  - Acorda antes das 6h da manhã (sem despertador) e costuma ficar sonolento nas primeiras horas da noite, por volta de 21h.
  - Não sente muita necessidade de cafeína pela manhã.
  - Se sente mais alerta e produtivo nas horas antes do almoço.
  - Seu raciocínio fica mais lento durante a tarde.
- **Você é uma coruja** (cerca de 20% das pessoas) se:
  - Gosta de ficar acordado até depois da meia-noite.
  - Acorda naturalmente por volta das 10h e não sente sono até cerca de 3h da manhã.
  - Só consegue acordar cedo com despertador e precisa de muita cafeína para se manter alerta durante o dia.
  - Seu dia só começa realmente à tarde — você só se sente alerta no final do dia, e à noite é quando fica mais produtivo.

- **Você também pode ser um beija-flor** (cerca de 60% das pessoas).

Sabiás e corujas têm preferências claras, mas beija-flores costumam ser um intermediário entre eles: realizam várias atividades em diferentes momentos do dia. Algumas dessas pessoas são mais parecidas com sabiás, outras se aproximam mais das corujas.

## É possível enganar seu cronotipo?

Nós entendemos — há grandes vantagens em ser do tipo sabiá. Devido ao modo como nossa sociedade funciona, com os horários comerciais e de escolas, por exemplo, pessoas desse cronotipo tendem a dormir melhor e, por extensão, são mais saudáveis e menos suscetíveis a desenvolver doenças cardiovasculares ou diabetes. É difícil ser uma coruja em um mundo de sabiás. No entanto, mesmo que seu cronotipo seja genético, teoricamente ainda é ajustável. Aliás, os cronotipos se alteram por diversas razões — estações do ano, idade, regiões, exposição contínua a luzes muito fortes durante a noite e mudanças de personalidade (como os adolescentes que acreditam que dormir cedo é para crianças). Essas mudanças, no entanto, nem sempre são positivas — afinal, seu cronotipo é parte de sua fisiologia, que é única. Por essa razão recomendamos que, antes de aceitar seu ritmo natural, tente entender qual é seu cronotipo. Apesar disso, você pode fazer ajustes, se isso beneficiar seu estilo de vida — e somos a favor disso, *se for para melhorar seu sono*. Lembre-se apenas de que deve ser consistente e comprometido com sua nova rotina a longo prazo. Caso contrário, você poderá sofrer com o *jet lag* social (página 84), o que fará com que seu ritmo de sono entre em parafuso.

## Dicas para alterar seu cronotipo

### Se você é do tipo sabiá:

Fique ao ar livre no final da tarde ou à noite. Uma caminhada é o ideal.

Exercite-se ou intensifique suas atividades no final da tarde ou à noite.

Tenha encontros sociais à noite, como forma de se energizar naturalmente no fim do dia.

### Se você é do tipo coruja:

Diminua ou suavize as luzes de sua casa durante a noite.

Durma com as cortinas abertas para que a luz do dia te acorde, ou saia ao ar livre assim que acordar.

Após acordar, faça uma caminhada ao ar livre assim que puder.

Evite acordar tarde nos finais de semana (sabemos que você vai reduzir esse hábito depois de aprender mais sobre o *jet lag* social).

À noite, evite se exercitar ou fazer atividades estimulantes, como assistir TV ou mesmo trabalhar.

### Se você é do tipo beija-flor:

Determine de qual dos outros dois cronotipos é mais benéfico se aproximar — sabiá ou coruja — e siga as sugestões correspondentes à sua escolha.

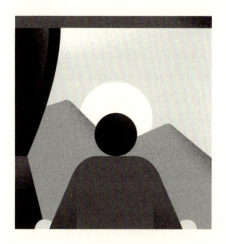

## **SINCRONIZE-SE COM O SOL**

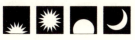

Embora a luz não seja o único fator que influencia seu ritmo diário, ela é o mais importante. É o indicativo mais forte para seu relógio biológico: se está claro, é dia; se está escuro, é noite. O problema é que, por conta das luzes artificiais (nos escritórios, nas ruas, em seu quarto e nas telas de seus aparelhos), seu corpo recebe mensagens confusas. E, como já vimos, se os ritmos diurno e noturno estão desregulados, você terá dificuldade em dormir à noite e acordar de manhã. Suas células e seus sistemas deixarão de trabalhar em conjunto, e sua saúde, de maneira geral, será afetada. Aliás, a falta de sincronia entre o dia e a noite é uma das causas mais comuns dos problemas apresentados pelo pacientes de Frank.

Nossas células estão intrinsicamente programadas para se alinharem ao sol. As células fotossensíveis de nossos olhos, que levam informações ao cérebro, não sabem distinguir luz natural de artificial. E, com isso, nosso corpo se confunde.

- Durante a noite: nosso corpo responde a luzes artificiais

fortes da mesma maneira que responde à luz natural — suprimindo a produção de melatonina e a sensação de sono.
- Durante o dia: nosso corpo não sabe bem o que fazer quando exposto a luzes artificiais, mesmo que não sejam tão fortes quanto o sol, e por isso produz menos neurotransmissores que promovem o estado de vigília e menos serotonina — que não só nos faz sentir bem, mas é também um precursor da melatonina, necessária ao nosso sono.

## Luz artificial, ritmo artificial

Embora sejam fantásticos e úteis, nossos sistemas de iluminação modernos — nossas luzes internas, as telas de computador e outros aparelhos — bagunçaram nossos ritmos diários. Como passamos a maior parte do tempo em ambientes fechados, nosso cérebro tem poucos indicativos da luz do sol, e com isso a produção de melatonina fica desregulada (além de outros ciclos diários). Na prática, manipulamos involuntariamente nossos relógios internos, fazendo com que nosso corpo não saiba quando é hora de dormir.

Um estudo recente mostra os efeitos das luzes artificiais em nosso ritmo diário. Participantes que vivem em ambientes com mais luz solar e praticamente sem luzes artificiais durante a noite desenvolveram um ciclo de produção de melatonina que começa gradualmente ao anoitecer, atinge o pico por volta da meia-noite e diminui quando o sol nasce. Quando esses participantes voltaram a cidades movimentadas, seus relógios biológicos atrasaram duas horas, isto é, a produção de melatonina se intensificava apenas depois de escurecer e diminuía depois que acordavam de manhã. Esse tipo de desequilíbrio afeta até mesmo as pessoas de cronotipo coruja.[39]

Para corrigi-lo, siga o exemplo dos homens e mulheres das cavernas da era paleolítica. Eles eram sincronizados com o sol, recebiam luz natural ao longo do dia e escuridão natural durante a noite.

Sabemos que não é possível evitar completamente as luzes artificiais, mas prestar atenção ao quanto nos expomos à luz durante o dia e durante a noite — ou seja, receber luz do sol durante o dia e fazer uso da escuridão da noite — faz com que nosso ritmo retome sua natureza. Mostraremos como fazer isso nos seções "Levante e brilhe", na página 93, e "Deitando-se junto com o Sol", página 95.

## LEVANTE E BRILHE

Os raios de sol são a forma como a natureza liga o "modo acordado" de nosso corpo, estabelecendo uma programação de 24 horas que proporciona vigor e energia durante as manhãs, graças ao sono da noite. Estudos mostram que, quanto mais luz natural recebemos durante as manhãs, mais alertas ficamos,[40] além de diminuir efeitos de estresse e depressão.[41] Isso se deve a um aumento saudável de cortisol, dos hormônios serotonina e dopamina, além da vitamina D, que fortalece o sistema imunológico. Também se acredita que a exposição ao sol durante o dia nos protege dos efeitos negativos das luzes artificiais da noite. A teoria é que a exposição prolongada ao sol faz com que nosso corpo estabeleça uma comparação segura, de modo a ficar imune ao efeito estimulante do brilho mais fraco das lâmpadas e telas. Isso não é motivo, no entanto, para ignorar nossas sugestões da próxima seção, "Deitando-se junto com o Sol".

## Tomar sol: a solução para um sono melhor

Tente se expor à luz do dia aproximadamente uma hora após acordar. Abra as cortinas ou persianas para que os raios de sol inundem seu quarto ou, melhor ainda, fique ao ar livre por cerca de 30 a 45 minutos. Você pode inclusive aproveitar para fazer exercícios matinais de acordo com o ritmo de seu corpo, pois isso te dará mais energia. Se estiver nublado, não se preocupe, os raios de sol atravessam as nuvens, ou seja, você ainda colherá os benefícios da luz natural.

Ao longo do dia, tente tomar o sol o máximo que puder. O ideal seria um total de duas horas de luz natural por dia, mesmo que seja apenas sentando-se em frente à janela ou dando uma volta no quarteirão. Pode parecer mais um compromisso, mas lembre-se de que, se você fica em ambientes fechados o dia todo, seu corpo não recebe os indicativos necessários sobre o que fazer e quando. Expor-se ao ar livre te ajudará a manter o ritmo que você está tentando retomar.

---

### A LUZ CERTA NA HORA CERTA

Uma das causas mais comuns de problemas relacionados ao sono que Neil enfrentou na Casper foi a exposição a luzes artificiais. Sua intenção era encontrar um modo para que as pessoas utilizassem tais luzes em seus ambientes de maneira menos problemática — e até mesmo benéfica. Ele e sua equipe perceberam que se houvesse uma luz que pudesse ser programada para aumentar seu brilho gradualmente durante a manhã, funcionando como um despertador, nosso corpo teria um despertar natural, o que manteria seu ritmo equilibrado (eles foram além e criaram uma lâmpada azul capaz de reduzir o brilho de maneira gradual durante a noite.

> Falaremos mais sobre esse tipo de lâmpada e seus efeitos na página 96). Mesmo que essas lâmpadas não substituam a luz natural, têm seus benefícios para quem dorme em quartos completamente escuros. Alguns dos produtos de que mais gostamos são:
>
> Despertador Totobay Sunrise
> Abajur Casper Glow
> Despertador Philips Wake Up

## DEITANDO-SE JUNTO COM O SOL

Já foi dito que a luz é como café — por si só, não faz bem nem mal, depende da quantidade. E, assim como o café, a luz natural pode nos dar o mesmo estímulo da manhã, já que reduz a produção de melatonina, o que nos deixa mais alertas. No entanto, se nos expomos à mesma quantidade de luz artificial durante a noite, nosso cérebro se agita quando devia se preparar para dormir, um efeito parecido com tomar um *espresso* antes de ir para a cama. O resultado é que nosso ciclo de sono é empurrado para o final da noite, em vez de ser sincronizado com o pôr do sol; nosso corpo entende que precisa dormir menos tempo do que é realmente necessário, e a qualidade de nosso sono é prejudicada.

Algumas informações:

- A relação entre luzes noturnas muito intensas, distúrbios de sono e riscos de saúde é tão clara que a Associação

Médica Americana publicou uma declaração pedindo o desenvolvimento de tecnologias alternativas de iluminação que não interfiram no ciclo sono-vigília.
- Qualquer tipo de luz pode reduzir a produção de melatonina, mas o uso de luz azul durante a noite é o mais prejudicial. O termo "luz azul" refere-se aos comprimentos de onda azuis produzidos por aparelhos eletrônicos com tela e alguns tipos de iluminação de baixo consumo de energia. A luz azul por si só não é prejudicial (o sol é uma grande fonte dela), mas é o mesmo caso da analogia com o café — é um estímulo noturno desnecessário.
- Até mesmo luzes suaves podem prejudicar nosso ritmo circadiano e a produção de melatonina. Pesquisadores constataram que lâmpadas de baixa luminosidade (como as de 8 lux, ou seja, luminárias e abajures) já interferem em nosso ritmo. Portanto, embora aparelhos com configuração de luz noturna ou bloqueadores de luz sejam úteis, a luminosidade também deve ser considerada.

O que fazer:

- Configure a iluminação de seu celular para o "modo noturno", caso esteja disponível (há muitos tutoriais *on-line* sobre como fazer isso).
- Configure a iluminação de seu *notebook* e de outros aparelhos para "modo escuro" ou "modo noturno" (mesmo que isso não impeça a emissão de luzes azuis, diminuirá a luminosidade).
- Use filtros contra luz azul em aparelhos com tela, como televisões, celulares e leitores de *e-books* (geralmente é uma

- película grudada sobre a tela). Além disso, você pode usar óculos com lentes que bloqueiam luz azul — não são nem um pouco feios, aliás, alguns são bem legais).
- Evite telas e luzes artificiais por duas ou três horas antes de se deitar. A melhor maneira de se policiar quanto a isso é programar um "pôr do sol elétrico". Alguns telefones podem ser configurados para utilizarem luzes mais suaves após determinada hora, ou você pode simplesmente programar um alarme para te avisar a hora de diminuir as luzes.
- Tente se expor mais à luz do sol durante o dia, isso ajudará seu corpo a distinguir as luzes artificiais.
- Faça sua iluminação com lâmpadas inteligentes, que alternam entre luz quente e avermelhada à noite e tons frios de azul durante o dia. Elas também podem ser programadas para clarear progressivamente de manhã e escurecer à noite. Algumas podem ser conectadas a aplicativos, e assim você programa a iluminação da sua casa. Dispositivos como Alexa, da Amazon, e Home Hub, do Google, oferecem essa possiblidade.

## NÃO DEIXE O ESTRESSE TE ESTRESSAR

Se tivéssemos que escolher os piores inimigos do sono — e são muitos —, o estresse certamente seria um dos primeiros. O estresse claramente prejudica a qualidade e a duração do sono. Neil já sentiu isso na pele, e Frank observa esse problema em sua clínica quase todos os dias. Às vezes cria-se um círculo vicioso: a falta de sono causada pelo estresse gera ainda mais estresse. É um fenômeno comum que nos faz ficar nervosos e cansados. Incontáveis estudos confirmam a conexão nociva entre estresse e sono, que afeta pessoas de todas as idades, incluindo crianças e adolescentes com problemas na escola ou que se sentem pressionados socialmente.

Imaginamos que, se você escolheu ler este livro, já se familiarizou com os efeitos do estresse no sono, como mente acelerada, palpitações e sensação de aperto no peito (talvez a ansiedade também seja um de seus ladrões de sono). Isso não acontece só com você. De acordo com a Associação Americana de Psicologia, 43% dos americanos dizem que o estresse os faz ficar acordados à noite pelo menos uma vez por mês.

A verdade é que nunca vamos nos livrar completamente do estresse. Somos programados para senti-lo, faz parte de nosso instinto de sobrevivência. Por isso, tentar estressar-se menos não é a solução. Aprender a lidar com o estresse, sim.

### O que é estresse?

Resumindo: quando nosso cérebro detecta alguma "ameaça", libera uma reação química que prepara o corpo para enfrentá-la. As glândulas suprarrenais bombeiam epinefrina (adrenalina) para a corrente sanguínea, deixando o sistema nervoso simpático em alerta máximo. Nossa respiração se torna curta e acelerada para que os pulmões se expandam, a pulsação e pressão sanguínea disparam injetando mais sangue nos músculos, as taxas de açúcar no sangue se elevam e aumentam o combustível do corpo, e a digestão é paralisada para que a energia se concentre em outras funções vitais (como fugir). Enquanto isso, nosso Eixo HPA, composto de hipotálamo, glândula pituitária e glândulas suprarrenais, produz cortisol para que o corpo se mantenha em modo agressivo pelo maior tempo possível. Esse estado "matar ou morrer" é chamado de *hiperexcitação*.

No entanto, também somos equipados biologicamente para reverter esse estado. Quando o eixo HPA entende que não há mais ameaça, paralisa a produção de cortisol e cede o controle para o sistema nervoso parassimpático. A reação ao estresse começa a se amainar e o corpo retorna a um estado confortável e calmo, também conhecido como homeostase.

O problema é que muitos de nós não conseguem sair do estado de hiperexcitação. Em grande parte, isso se deve ao fato de que nossos cérebros percebem quase tudo como ameaça — e não mais perigos reais, como predadores ou escassez de alimentos, fatores que ameaçavam a sobrevivência do homem primitivo. Prazos profissionais, *e-mails* inesperados, congestionamentos, emoções negativas despertadas pelas redes sociais, a pandemia, medo e ansiedade pelo desconhecido — tudo gera uma reação estressante. Outros fatores são bactérias e vírus, toxinas ambientais, poluição sonora, alérgenos, radiação, alergias alimentares, hiperestimulação crônica, além do consumo excessivo de alimentos processados, açúcar e álcool.

Com tudo isso, não é de se estranhar que muitos não conseguem se livrar do estresse.

### Como o estresse afeta o sono?

A hiperestimulação é reconhecida como o principal fator oculto para problemas crônicos de sono. Faz sentido, afinal, se nosso cérebro e corpo estão constantemente acelerados, aquecidos e repletos de cortisol, não há sono que consiga resolver isso fisiologicamente. A maior parte das pessoas com problemas de sono relacionados ao estresse vive em estado de hiperestimulação ao longo de todo o dia. E, quando chega a noite, essa tensão constante se manifesta na incapacidade de pegar no sono ou de voltar a dormir após acordar no meio da noite. Ficar deitado na cama, com a mente inquieta, apenas dificulta o sono, pois ficamos mais ansiosos pelo fato de não estarmos dormindo. A falta de sono, por sua vez, se torna um estressor por si só, nos tornando mais reativos e vulneráveis ao estresse, criando assim um círculo vicioso de privação de sono.

## Aprendendo a viver (e dormir) com o estresse

É impossível controlar fatores externos, mas podemos escolher como respondemos a eles, para que nossos níveis de adrenalina e cortisol fiquem mais estáveis. O início desse processo é dar ao nosso corpo o suporte necessário para lidar com os problemas sem se desestabilizar. Não existe solução universal e, como Neil constatou em sua própria jornada para um sono melhor e a maioria dos pacientes de Frank pode atestar, para que nosso corpo se cure após um período prolongado de estresse é necessária uma abordagem estratificada e de longo prazo. A boa notícia é que com sua nova metodologia de sono você poderá praticar isso todos os dias. Veja a seguir os principais pontos de atenção.

- **Utilize técnicas de relaxamento.** Meditação e técnicas de respiração profunda, em especial, combatem a hiperexcitação não somente antes de dormir, mas ao longo de todo o dia, tornando mais fácil encontrar a calma e a tranquilidade necessárias para dormir (ver o capítulo "Respire com ritmo", página 134). Aliás, faça dez inspirações profundas agora mesmo. A gente espera.
- **Movimente-se todos os dias.** Movimentação constante — incluindo tarefas como cuidar do jardim, passear com o

cachorro e brincar com os filhos — ajuda não só a reduzir o estresse, mas também traz benefícios ao sono (ver o capítulo "O movimento para dormir", página 121).

- **Encontre paz interior (e digestiva).** Nossa alimentação e saúde intestinal têm um papel fundamental em nosso estado mental e na habilidade de lidar com o estresse. Excesso de açúcar, alimentos processados e bebidas alcoólicas potencializam a hiperexcitação, podendo causar inflamações e desequilíbrios hormonais. As recomendações do capítulo "Comer para dormir" (página 148) ajudarão a criar a base para a homeostase.
- **Encontre seu ritmo próprio.** Uma das medidas mais eficazes para combater o estresse e melhorar o sono é finalmente retomar o próprio ritmo — que dita tudo, pelo que sabemos. Cada passo para levar ao reajuste de seu próprio ciclo sono-vigília de 24 horas te deixará mais perto de uma vida de noites de sono tranquilo e dias menos estressantes.

---

### Faça agora

Se você ficar rolando na cama por 20 a 30 minutos sem conseguir dormir, não force. Tente fazer alguma atividade relaxante como ler ou escrever em seu diário — mas use luz suave (ver seção "Deitando-se junto com o Sol", página 95) — ou faça algum dos exercícios de respiração sugeridos na seção "Respire com ritmo", página 134 até sentir sono.

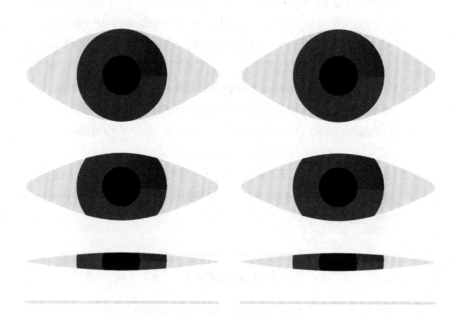

## TENHA UMA PRÁTICA DE DESLIGAMENTO

Da mesma forma que nossa rotina durante o dia afeta nosso sono à noite, a maneira como relaxamos influencia a qualidade e a quantidade de nosso descanso. Há quem pense poder correr o dia todo e depois simplesmente parar e dormir, mas não é assim que o corpo funciona. Não somos um aparelho que pode ser desligado tão facilmente. Dormir é um processo no qual o corpo reage de modo gradual ao pôr do sol, aumenta suavemente a produção de melatonina e então coordena centenas de atividades metabólicas sincronizadas por todo o organismo, para que tenhamos uma boa noite de sono. Além disso, o corpo precisa de consistência, por isso prefere saber exatamente quando acessar seu "modo sono" todos os dias. Dessa forma, uma das primeiras recomendações de Frank a seus pacientes — e uma das melhores medidas que você pode tomar para melhorar seu sono — é criar uma prática consistente de relaxamento à noite.

Pense que uma noite de sono começa de 60 a 90 minutos antes de você se deitar. Esse é o tempo que levamos para desacelerar. Em outras palavras, nesse período deve evitar atividades estimulantes e desenvolver hábitos relaxantes. Definitivamente, não é hora de assistir a programas perturbadores na TV, se acabar na esteira ou sentar-se sob uma luz muito forte. O objetivo é contribuir com seu ciclo de sono e tranquilizar ao máximo seu sistema nervoso. Aliás, muitos dos rituais pré-sono recomendados aqui também são mencionados em outras partes do livro, pois facilitam o descanso e fortalecem nosso ritmo próprio.

## Checklist para o sono ideal

**90 minutos antes de dormir:**

- Diminua as luzes (página 259).
- Configure seus aparelhos eletrônicos para o modo noturno e/ou use óculos ou películas que filtram a luz azul.
- Tome um banho quente (página 261).

**60 minutos antes de dormir:**

- Desligue seus aparelhos eletrônicos — e não apenas por conta da luz azul, que prejudica a produção de melatonina (página 79). Seu sistema digestivo precisa de tempo para digerir e metabolizar o jantar, seu cérebro precisa de tempo para digerir e metabolizar os acontecimentos do dia, inclusive as informações que você consome por celular, computador e televisão.
- Dê um descanso a seu sistema nervoso. Ouça Bob Marley, utilize canabidiol ou THC (página 182) e/ou reserve um tempo para fazer exercícios de respiração com óleos essenciais (página 223).

**30 minutos antes de dormir:**

- Faça movimentos reparadores (página 235), alongamentos suaves (página 108) e/ou exercícios de respiração (página 100).
- Leia um livro (um de verdade).
- Curta uma "vitamina O" (página 109).

## TOME UM BANHO QUENTE

Esse é um conselho que aparece em muitos artigos sobre como dormir melhor. E entendemos as pessoas que torcem o nariz, pois parece um "luxo" não muito realista. No entanto, não estamos falando de enfiar-se em uma banheira por várias horas, como se o seu banheiro fosse igual a um *spa*. É cientificamente comprovado que banhos estimulam os processos fisiológicos que nos fazem dormir, além de aumentar os períodos de sono profundo durante a noite. Além disso, é relaxante e prazeroso e não exige muito tempo.

À noite, cerca de duas horas antes de sentirmos sono, nossa temperatura começa a cair naturalmente. Por isso, quando reproduzimos essa queda de temperatura, induzimos nosso cérebro a produzir melatonina e reforçamos nosso ritmo natural. Um banho quente causa esse efeito, pois aumenta nossa temperatura cerca de um ou dois graus, e depois esfriamos ao sair do chuveiro. Nossos vasos sanguíneos se dilatam e o corpo expele calor, gerando uma queda acentuada em nosso termostato interno. Como consequência, pegamos no sono mais rápido e passamos mais tempo em sono REM.

**Receita para um banho noturno**

Tome banho uma ou duas horas antes de se deitar (para algumas pessoas, um banho pode ter o efeito oposto, deixando-as mais ativas por cerca de 20 a 30 minutos). Repita caso necessário.

Suplementos opcionais:

- **Sais de Epsom:** o magnésio contido neles aumenta nossos níveis de GABA (ácido gama-aminobutírico), um neurotransmissor que promove o sono.
- **Óleos essenciais:** ajudam a aliviar a ansiedade e o estresse e estimulam o sono, além disso o aroma costuma ser agradável. Confira as variedades mais relaxantes na página 223.
- **Iluminação quente e branda:** para evitar a interrupção da produção de melatonina. Não é à toa que um banho à luz de velas é tão zen. Veja nossas recomendações para iluminação na página 92.

## SILENCIE SEU RONCO

O ideal é que nossa respiração à noite seja silenciosa, tranquila e sem esforço, contribuindo para um sono profundo e reparador. O ronco (e a apneia do sono, da qual falaremos em breve) não é normal nem saudável. Embora 40% da população adulta ronque, é algo que, se não for tratado, atrapalha nossas noites e nos faz perder benefícios essenciais do sono REM. Sem contar que é uma grande poluição sonora em nosso santuário de sono, atrapalhando o descanso de nossos parceiros.

O ronco é a obstrução do ar durante a respiração noturna. Por isso, a cura é, essencialmente, remover essa obstrução. Para a sorte da maioria das pessoas, isso pode ser facilmente remediado com mudanças de hábitos, posição ao dormir ou utilizando produtos e aparelhos próprios para esse fim. As causas e os modos do ronco são vários, por isso talvez sejam necessárias algumas tentativas, ou mais de uma solução combinada.

> ### SE VOCÊ NÃO TEM CERTEZA SE RONCA
>
> A maioria dos aparelhos e aplicativos de monitoramento de sono detectam o ronco, pois têm sensores de áudio. Além disso, você pode baixar o aplicativo SnoreLab, que identifica e grava roncos — caso ainda duvide.

## Guia para cessar o ronco

- **Mudanças na alimentação:** seguir as recomendações de saúde intestinal da seção "Comer para dormir" (página 148) e o Reset pode causar perda de peso e diminuição de inflamações, além de reduzir o catarro — e todos esses benefícios ajudam a acabar com o ronco.
- **Dispense o álcool:** bebidas alcoólicas fazem o corpo relaxar, inclusive os músculos da garganta, intensificando o ronco. Evite beber por pelo menos cinco horas antes de dormir.
- **Dispense os remédios também:** medicamentos para dormir e calmantes causam o mesmo efeito que o álcool sobre o ronco.
- **Pare de fumar:** causa irritação nas membranas do nariz e da garganta, fechando as vias aéreas e agravando o ronco.
- **Faça exercícios bucais:** o ronco pode ser causado por fraqueza muscular na boca e garganta. Os aplicativos Snorefree e StoreGym oferecem exercícios para fortalecer lábios, língua e garganta, melhorando o fluxo de ar durante a noite.
- **Eleve seus travesseiros:** algumas pessoas notam um alívio em seu ronco quando dormem com a cabeça ligeiramente

mais erguida, facilitando a abertura das vias aéreas. Para isso, adicionam um travesseiro ou colocam uma base ajustável no colchão para criar uma pequena (mas eficaz) elevação. São medidas simples e econômicas, sem necessidade de investir em um colchão que pode ser elevado em um dos lados.

- **Mexa-se:** alguns aparelhos modernos, como o travesseiro inteligente ZEEQ e a pulseira SmartSleep, da Philips, detectam o ronco e podem gerar movimentos suaves para que a pessoa mude de posição, e o Smart Nora usa uma pequena bomba para mudar o formato do seu travesseiro.
- **À moda antiga:** dilatadores nasais muitas vezes resolvem o problema pois ampliam a passagem de ar pelas narinas. Existem as versões de tiras adesivas clássicas e baratas, encontradas em quase todas as drogarias, e modelos um pouco mais caros que são inseridos no nariz, como os da marca Venyn.

## Uma observação importante sobre apneia do sono

O ronco pode ser um sintoma de apneia do sono, um distúrbio sério no qual a respiração subitamente para durante a noite. Existem três tipos de apneia, sendo que o mais comum é a apneia obstrutiva do sono (AOS), quando as vias aéreas são obstruídas no tecido mole e na língua, no fundo da garganta, comprometendo a respiração pelo nariz. Estima-se que mais de 75% dos casos graves de AOS são mal diagnosticados ou não tratados, gerando um alto risco de ataque cardíaco, diabetes, acidente vascular cerebral, insuficiência cardíaca congestiva, impotência, refluxo, insônia e doenças respiratórias, incluindo Covid-19.

Se você desconfia que sofre de AOS, recomendamos consultar um médico para avaliação e tratamento necessários. As soluções podem passar por simples mudanças de estilo de vida (perder peso, evitar consumo de bebidas alcoólicas), terapia de pressão positiva contínua nas vias aéreas, cirurgia e até mesmo tratamentos faciais modernos, realizados por profissionais de uma área chamada Ortodontia Epinegética.

## ABUSE DA VITAMINA O

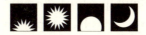

A cama não serve só para dormir — sexo ou masturbação também têm seu lugar garantido em meio às cobertas. E não é apenas por uma questão logística. Um grande número de pesquisas indica que ter orgasmo contribui para o sono em vários níveis. Principalmente porque, após o "grande O", cérebro, sistema nervoso, glândulas suprarrenais e pituitárias liberam um coquetel de hormônios que promovem o bem-estar, composto de:

**Ocitocina**, também conhecida como o "hormônio do amor", é liberada quando temos contato físico íntimo com alguém — abraços, carícias e sexo. Com o orgasmo, os níveis de ocitocina se elevam, gerando um efeito calmante no cortisol e abrindo caminho para que a melatonina faça seu papel e nos ajude a ter um sono profundo.

**Serotonina**, essencial para a produção de melatonina e para manter os ciclos sono-vigília regulados. Também é responsável pelo aumento de sono profundo não REM.

**Noradrenalina** é um hormônio e neurotransmissor usado por uma parte do sistema nervoso para equilibrar respostas do corpo ao estresse e regular o ciclo de sono. Também contribui para a produção de melatonina e é liberada durante o sono REM. Alternar entre os sonos REM e não REM é uma parte essencial das atividades noturnas do corpo, e essas transições se dão em grande parte em razão do equilíbrio entre serotonina e noradrenalina.

**Prolactina**, hormônio que, além de estar ligado ao prazer sexual, tem sua produção naturalmente elevada durante o sono, o que sugere que uma dose extra antes de dormir faz bem ao corpo. Mas há um porém: a quantidade de prolactina que produzimos está intrinsecamente ligada à qualidade do nosso orgasmo e à nossa satisfação sexual. Os homens produzem quatro vezes mais prolactina quando atingem o orgasmo por meio de uma relação sexual do que com masturbação. As mulheres também apresentam níveis elevados do hormônio quando são satisfeitas sexualmente. Apesar disso, estejamos com um parceiro ou sozinhos, os efeitos da prolactina para o sono, o sistema imunológico e a qualidade de vida são benéficos.

**Vasopressina** é injetada diretamente no cérebro após o sexo e, com ocitocina, contribui para aquela boa sensação de "aaah...". E, também como a ocitocina, é um hormônio presente nas conexões emocionais, no desejo sexual e na atenuação das respostas do corpo ao estresse, além de reduzir os níveis de cortisol, o que torna o adormecimento mais fácil e melhora a qualidade do sono.

## Melhor sexo para um sono melhor

Ter orgasmo gera um efeito sedativo na maioria das pessoas, por isso estimulamos o uso desse "suplemento" em suas práticas pré-sono (página 103). No entanto, da mesma maneira que para ter um sono melhor de verdade não existe atalho (nem medicamentos), obter os melhores benefícios possíveis do sexo com um parceiro requer algum esforço. Considere esse o melhor dever de casa possível.

- **Comunicação.** Intimidade não é apenas física, é emocional também. Muitas pessoas só conseguem se satisfazer sexualmente quando há conexão emocional com seus parceiros. Em um relacionamento, assim como em uma relação sexual, ambas as partes devem ser respeitadas, apoiadas e se sentirem seguras.
- **Movimente-se.** Os benefícios de uma prática regular de exercícios (página 121) não estão apenas na circulação sanguínea ou nos níveis de energia (ingredientes essenciais para um bom sexo); eles também despertam a sensibilidade do corpo, o que por sua vez aumenta o desejo sexual.
- **Entre no ritmo.** Isso é o principal! Apesar de estarmos culturalmente programados para fazer sexo à noite — e apesar de ter alguns benefícios para a fisiologia — o final do dia é um dos piores horários para se ter relações sexuais. Geralmente, estamos exaustos e com baixa excitação hormonal. Portanto, quando for definir seu ritual pré-sono, tente colocar o sexo como uma das primeiras atividades.
- **Durma bem.** Sim, nós sabemos, esse é o objetivo deste livro. A questão é que a privação do sono é um dos principais vilões do desejo sexual, pois quando estamos

sem energia, nosso corpo não dá atenção a atividades não essenciais. Além disso, como vimos na seção "O corpo sem ritmo" (página 40), dormir mal reduz a produção dos hormônios responsáveis pela libido. Portanto, se no começo você não estiver sentindo muita empolgação, não se cobre — nem pressione sua companhia — a fazer sexo só por fazer. Siga algumas das principais medidas de sua metodologia de sono (alimentação de acordo com o ritmo natural, sincronizar-se com o sol, ter horários fixos para dormir), e após algumas semanas perceberá seu desejo e potencial orgástico começarem a se inflamar.

## DE VOLTA À NATUREZA

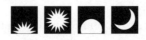

Não é à toa que nosso corpo é regido pelo ritmo. Em tudo, na natureza, há ciclos: o sol nasce e se põe, as marés sobem e baixam, as estações se alternam, as criaturas vivem e morrem. Como a medicina chinesa prega, nosso microcosmo (organismo) é um reflexo do nosso macrocosmo (o ambiente que nos cerca). Nossa biologia é diretamente influenciada pelo que está ao redor, registrando e acompanhando a batida que ouve. E quando nos distanciamos da Mãe Natureza, também nos afastamos do nosso Pai Ritmo. Mesmo que aparentemente estejamos em contato constante com os elementos (vemos o céu, sentimos o vento, sabemos em que estação do ano estamos), nosso estilo de vida moderno nos mantém muito afastados deles. Acordamos e dormimos independentemente do sol, não precisamos colher nossos alimentos e, na maior parte do tempo,

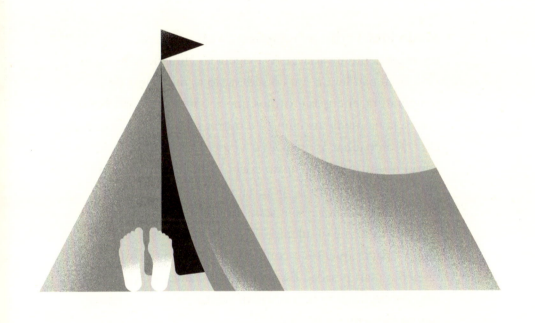

ficamos em ambientes fechados, sem contato com o mundo exterior. Embora tenha sido um avanço em vários aspectos, tal estilo de vida é o motivo pelo qual muitos de nós estamos fora de sincronia.

Se você quer retomar o próprio ritmo, o melhor lugar para procurá-lo é onde ele se originou. Quanto mais próximos da natureza, mais regulados ficamos, mais nossa saúde e nosso sono melhoram. Além de ficar ao ar livre para receber luz natural ("Sincronize-se com o Sol", página 91), há outras maneiras importantes de reajustar nosso Relógio-Mestre:

- **Mude junto com as estações:** a vida moderna é essencialmente invariável. As exigências climáticas de nossa vida atual não levam em consideração as mudanças de temperatura, energias e ritmos que acontecem a cada poucos meses. Já na medicina chinesa e outras práticas tradicionais de cura, acompanhar as estações é a base do reequilíbrio. Assim como nosso ambiente, nosso corpo também muda. Pense em como nos sentimos energizados quando a primavera traz consigo o calor e sentimos vontade de comer frutas e legumes frescos e suculentos. E, no inverno, nosso corpo deseja casacos quentes e confortáveis, cochilos à tarde e refeições mais pesadas. Essa é a influência das estações em nós, que algumas vezes respeitamos, mas na maior parte do tempo tendemos a ignorar.

  Quando entendemos as características das estações, também compreendemos como nos sincronizar a elas. Recomendamos que você ajuste seus hábitos às estações — na alimentação, nos exercícios e, claro, no sono. Aproveite o espírito dinâmico da primavera e do verão para fazer exercícios mais rigorosos durante o dia e, aproveitando a maior capacidade do corpo de digerir alimentos crus, faça refeições com abundância de frutas e legumes sazonais. É natural aproveitar os dias mais longos e ensolarados para dormir um pouco mais tarde (isso é permitido a você). No outono e inverno, volte-se para dentro. Pense em como restaurar seu corpo e mente com exercícios suaves e momentos de reflexão, permita-se uma alimentação fortificante, com refeições cozidas lentamente e abundância de tubérculos e raízes, que retiram seus nutrientes do solo. Também aconselhamos aproveitar os dias curtos e mais escuros para dormir mais. A fim de realizar uma transição suave entre as estações, você pode colocar em prática as sugestões do Reset nesses períodos, principalmente entre inverno e primavera, verão e outono.

- **Sinta a Terra se mover.** Além de benefícios como ar fresco e luz natural, a Terra nos oferece uma dose diária de seu próprio remédio para dormir. Quando temos contato físico com a terra, é como se reconectássemos nosso sistema elétrico à rede do planeta. O pensamento corrente (entendeu?) é que, quando tiramos os sapatos e pisamos na terra (ou na grama, ou na areia da praia), recebemos a carga elétrica negativa natural do nosso planeta. Graças a pesquisas recentes, sabemos que essa prática traz inúmeros benefícios, tais como ações anti-inflamatórias que neutralizam os radicais livres de carga positiva, aumento de energia, alívio de estresse e ansiedade, redução de dores de cabeça (tanto relacionadas a problemas hormonais quanto de tensão), aumento da resistência, capacidade de cura e recuperação mais rápida e redução dos efeitos do *jet lag*.[42] Mas talvez o benefício mais importante para nosso objetivo seja o fato de regular nosso biorritmo, restaurando a produção de cortisol para seus níveis corretos.[43] Portanto, quando nossa placa-mãe bioelétrica é restaurada, também reiniciamos nosso ciclo de sono-vigília.

O método mais simples para nos "aterrarmos" é ficar descalço diretamente sobre o chão, seja terra, seja grama ou areia (ou concreto, embora em menor extensão). Tente fazer isso algumas vezes por semana, ou sempre que puder, por um mínimo de 30 minutos, tempo necessário para os benefícios se concretizarem. Para melhores resultados, tente seguir as recomendações da seção "O sincronizador mais eficaz", (página 138). Se você não tiver essa possibilidade, pode tentar aparelhos como tapetes ou lençóis de aterramento, que têm um efeito bioelétrico semelhante e auxiliam a estabilidade dos ritmos elétricos naturais de seu corpo.

- **Acampe.** Pesquisas comprovam que se passamos apenas dois dias completamente ao ar livre, nosso relógio interno sincroniza seu ciclo sono-vigília.[44] Primeiro, por conta da constante exposição à luz natural do dia e à escuridão total da noite. Além disso, a queda de temperatura que ocorre durante a noite estimula a produção de melatonina e faz nosso corpo entrar em modo de reparo. E, talvez o mais importante, há menos facilidade de acesso a (e menos necessidade de) sinais de celular (e, como consequência, menos exposição à luz azul e menos estímulos mentais prejudiciais). O mundo natural é praticamente uma grande cápsula do sono. Se você sofre de problemas crônicos e agudos para dormir, pegue sua barraca (ou peça emprestada a um amigo) e vá para o meio do mato no final de semana.

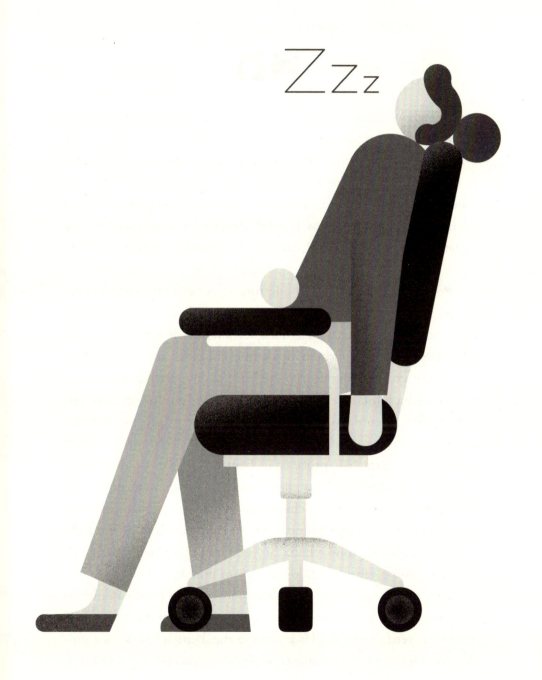

## COCHILAR OU NÃO, EIS A QUESTÃO

Nas discussões sobre sono, cochilos podem ser um tema controverso. Por um lado, é ótimo tirar uma soneca quando se está sofrendo de privação de sono. Alguns especialistas acreditam que não faz diferença o horário em que dormimos, desde que tenhamos quantidade de sono suficiente. Ainda segundo eles, não somos programados para dormir por longos períodos. E em muitos países de clima quente há a prática da sesta, um cochilo de 60 a 90 minutos, geralmente entre 14h e 16h.

Por outro lado, cochilar pode roubar nosso sono noturno, tornando mais difícil adormecer e permanecer dormindo à noite. Para nós, cochilos são apenas mais uma ferramenta de ressincronização disponível. Podem fazer bem, desde que utilizados adequadamente.

Vamos voltar a falar do cérebro. Você já deve ter lido que a adenosina é uma substância química que o cérebro produz simplesmente porque está acordado. Quanto mais tempo acordado, mais adenosina se acumula no cérebro. E esse acúmulo faz nosso cérebro sentir sono na hora certa. Esse processo é chamado de "pressão do sono".

Como qualquer um que já se aninhou no sofá em uma tarde chuvosa pode atestar, um cochilo pode aliviar essa pressão para dormir. No entanto, reduzir a pressão muito cedo no dia pode interferir no ciclo natural de sono-vigília. Se você tem dificuldade para pegar no sono à noite, talvez cochilos não sejam uma boa ideia.

Para outros, no entanto, cochilar pode ser um ótimo auxiliador do sono. Uma pesquisa revelou que uma soneca bem dormida e pelo tempo correto pode nos deixar mais alertas, bem-humorados e produtivos. Outro estudo fascinante analisou atletas com algum tipo de problema de sono que tiraram um cochilo curto durante uma tarde de treinamento. Após dormirem por 30 minutos, seu desempenho e raciocínio estavam melhores, se comparados a atletas que não haviam descansado.[45]

**Uma rapidinha em três etapas**

1. **Escolha a hora certa:** a temperatura de nosso corpo cai naturalmente entre 14h e 16h, causando um ligeiro aumento na produção de melatonina e uma pequena queda de energia (pois é, o sono pós-almoço é real). Tente dormir durante esse período, ou um pouco antes. Cochilar em um horário mais tarde provavelmente prejudicará seu sono à noite.
2. **Não durma demais:** os cochilos mais eficazes são curtos. De 10 a 20 minutos já bastam para aumentar nosso estado de alerta e nossas funções mentais, sem nos deixar sonolentos depois. Tente limitar sua soneca em 30 minutos.
    
    *****A exceção para cochilos mais longos**
    Dormir por mais de 30 minutos pode ser útil em situações nas quais o sono noturno é perturbado regularmente, como no caso de pais de recém-nascidos. Nessas circunstâncias, dar ao corpo o descanso necessário a qualquer hora do dia e por qualquer período de tempo traz mais benefícios que desvantagens.
3. **Repita.** Há evidências de que cochiladores frequentes sentem mais benefícios do que quem tira sonecas apenas esporadicamente, então tente criar um hábito.

## Prove um "cochilo espresso"

Embora não tenhamos criado esse nome, gostaríamos de reforçar essa sugestão, devido aos testemunhos que circulam entre os especialistas em sono. **"Cochilo espresso"** é tomar uma xícara de café (cerca de 200 ml) antes de cochilar. A cafeína evita o acúmulo de adenosina que nos deixa sonolentos e faz efeito no momento em que devemos acordar, cerca de 20 a 25 minutos mais tarde. Na teoria, são dois fatores que nos deixam mais energizados após o cochilo.

CAPÍTULO 5

# O MOVIMENTO PARA DORMIR

Somos projetados para nos mover — e não apenas do carro para a mesa, a casa e o sofá. A movimentação regular *ao longo de todo o dia* é parte de nosso código genético e, assim, nosso bem-estar depende disso. Mover o corpo melhora tudo: seu metabolismo, seu microbioma, sua imunidade, sua resposta ao estresse, seu humor e, principalmente, seus ritmos corporais e o sono. Por isso, incorporar uma prática de movimento intencional (exercício, academia, ou como você quiser chamar), além de deixar seu corpo firme e forte, é uma das recomendações para dormir melhor.

Simplificando, as pessoas que se exercitam regularmente e passam menos de oito horas por dia sentadas dormem melhor do que as outras. Evidências científicas indicam que o exercício pode ser uma terapia natural e eficaz contra a insônia e ajuda a diminuir a ocorrência de distúrbios respiratórios do sono, como a apneia. Os exercícios aumentam o tempo total de sono e o sono de ondas-lentas (ou profundo). Veja o porquê:

- **O exercício aumenta a quantidade de adenosina em seu corpo**, a química de indução que cria a "pressão do sono", ou o impulso biológico natural para dormir. Isso nos ajuda a regular o ritmo circadiano.
- **Os exercícios aumentam temporariamente a**

- **temperatura corporal central**, o que causa uma reação igual e oposta: temperatura corporal reduzida à noite. Esse fator estimula ciclos de sono mais profundos.
- **Exercícios desencadeiam a liberação de cortisol**, que, quando realizado corretamente durante o dia, estimula o aumento e diminuição natural da produção de hormônios que seu corpo precisa para dormir à noite.

### Qual é o melhor exercício para dormir?

Resposta curta: qualquer um feito regularmente. Resposta mais longa: tanto os exercícios aeróbicos, como corrida, ciclismo e treinamento intervalado de alta intensidade (HIIT — *High-intensity interval training*), quanto treinamentos de resistência, incluindo levantamento de peso, faixas de resistência, yoga e pilates, oferecem benefícios à promoção do sono — contanto que sejam feitos de forma consistente.

### Com qual intensidade os exercícios devem ser feitos?

Não muita. Mesmo atividades suaves como caminhada podem ajudar. Pesquisadores descobriram que homens de meia-idade com regimes de caminhada aumentaram sua qualidade do sono autoavaliada durante o estudo de um mês.[46] Mais importante do que a intensidade é a quantidade de atividade diária. Esse mesmo estudo concluiu que quanto mais os participantes se movem, melhor a percepção de seu sono em geral.

## De quanto exercício eu preciso para dormir melhor?

Não há valor específico, mas se movimentar gera os resultados que você deseja para sua saúde. A quantidade ideal varia de acordo com sua idade e seu nível de condicionamento, mas um bom começo é tentar fazer 30 minutos de exercícios aeróbicos moderados, cinco dias por semana. Como regra geral, mova-se mais, o dia todo, todos os dias. Quanto menos sedentário você for, melhor será seu sono.

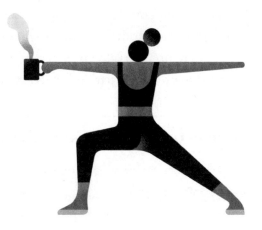

### EXERCÍCIO RÍTMICO

Por mais amplos e numerosos que sejam os benefícios do exercício intencional (que estamos diferenciando do movimento funcional diário), libertar seu poder para o sono depende de seu empenho para fortalecer o ciclo sono-vigília. Lembre-se de que suas atividades definirão a qualidade do descanso noturno, principalmente em razão da reação em cadeia a cada 24 horas de eventos que acontecem em seu corpo, desde o momento em que você acorda pela manhã. Seus hábitos ao longo do dia colaboram com esse ritmo e o mantêm em funcionamento — ou o desviam do curso.

Com exercícios, não é diferente. Queremos que *a hora do dia* em que praticamos exercícios e *o tipo de movimento* reforcem o ritmo inato do nosso corpo, e não que entrem em conflito com ele. Para Neil, essa era uma peça fundamental do quebra-cabeça. Ele não tinha uma rotina de exercícios consistente (problema nº 1) e, quando chegava à academia para uma sessão de alta intensidade, já passava das 18 horas (problema nº 2). Trabalhando com Frank, ele recebeu o incentivo de que precisava para se movimentar diariamente — mesmo que apenas uma caminhada ao ar livre no intervalo entre as reuniões — enquanto mudava seus treinos mais difíceis para o início do dia.

---

**TUDO BEM FICAR UM POUCO ESTRESSADO:** *HORMESIS*

Alguns novos hábitos para melhorar o sono *supostamente* geram um pouco de desconforto, especialmente exercícios e, como vamos falar no próximo capítulo, o jejum intermitente. Essa forma controlada de empurrar seu corpo para além da zona de conforto faz com que ele queira se recuperar e reparar. É um fenômeno biológico chamado *hormesis*, no qual a baixa exposição a toxinas e outros estressores cria um efeito emocional benéfico. Pense nas plantas: quando ficam estressadas, seja pelo ambiente, por doenças, um predador ou falta de recursos, elas criam ainda mais antioxidantes para se fortalecer. Nosso corpo não é diferente. Ao adotar *hormesis* — desencadeando hábitos como movimentos extenuantes, exposição a temperaturas intensas e jejum intermitente, incentivamos nosso corpo a aproveitar ao máximo a noite para se

> desintoxicar, renovar e reparar. Ficamos mais fortes e resistentes, com um fluxo de efeitos benéficos se espalhando por todos os nossos sistemas. O resultado é uma saúde e sono melhores.

## Quando manter o ritmo

Para descobrir a forma de usar exercícios de intensidades moderada a alta como ferramenta para estimular o sono, é preciso entender exatamente o que são esses exercícios: estressores. Quando fazemos um treino bom e fatigante, na verdade estamos causando pequenos danos ao corpo. Criamos microrrupturas nas fibras musculares, o que eleva os hormônios do estresse, seus biomarcadores inflamatórios e até mesmo o açúcar no sangue. Esse estresse temporário e benéfico (também conhecido como *hormesis*) leva o corpo a se recuperar durante o sono. (Outro motivo pelo qual uma boa noite de descanso é importante: nos ajuda a colher os frutos do treino.)

Mas quando desencadeamos essa resposta de estresse logo antes de ir para a cama, liberando o cortisol que deveria estar reduzido à noite, haverá interferência em nosso sono. Os exercícios de intensidade moderada a alta também liberam grandes doses de dopamina e endorfinas, que nos deixam alerta. Por fim, esse tipo de exercício aumenta a temperatura corporal central, que leva de quatro a seis horas até voltar ao normal. O corpo tenta baixar a temperatura a fim de se preparar para o sono, mas esse pico temporário atrapalhará o processo.

## Prescrição de exercícios de intensidade moderada a alta

**Exercite-se pela manhã.** Ao contrário do que pensa a maioria das pessoas — que se cansar na esteira à noite é o melhor para dormir —, exercícios matinais são ideais para um sono melhor à noite. Um estudo recente mostrou que aqueles que malharam às 7 horas da manhã dormiram mais e tiveram 75% mais tempo no estágio de sono profundo reparador se comparado a quem malhou na hora do almoço ou à noite.[47] Um pico de cortisol pela manhã gera energia e produtividade — mais efetivamente do que uma xícara de café — e regula seu nível de cortisol para que ele caia ao longo do dia e atinja seus níveis mais baixos na hora de dormir.

**Ou tenha um toque de recolher cardiovascular.** Dependendo do cronotipo (página 88), uma pessoa pode sentir uma segunda onda de energia à tarde e aproveitar para se exercitar novamente. Isso também pode ser estratégico para o sono, pois o aumento inicial da temperatura central já estará diminuindo no momento de relaxar à noite. A temperatura pós-treino tende a cair um pouco abaixo do termostato normal, o que é perfeito para a hora de dormir.

Quem prefere malhar à tarde — ou é a única opção de acordo com sua agenda — deve tentar fazê-lo de quatro a seis horas antes de se deitar. Isso dará tempo suficiente para que o corpo esfrie e, assim, seu sistema nervoso parassimpático se reequilibrará após o influxo de cortisol, e seu cérebro desacelerará após consumir as endorfinas e a dopamina.

**Se à noite for o único momento em que você pode malhar:** tente escolher atividades mais suaves e de baixo impacto, como yoga, tai chi, pilates ou uma caminhada. Essas atividades não estimulam o corpo e cérebro e são benéficas para o início do sono, sobre o qual você lerá mais na página 126.

Vale observar que o sono de algumas pessoas não é afetado pela hora do dia em que se exercitam. Praticar exercícios à noite pode realmente beneficiar a rapidez com que alguns dormem. Isso é perfeitamente normal. Nossas dicas aqui são recomendações amplas baseadas na resolução de um problema geral de sono. Depois de redefinir seu ritmo, você pode descobrir que, no final das contas, o horário do treino não faz diferença.

**Quando desacelerar**

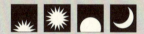

O movimento restaurador, ou movimento de baixa intensidade relaxante para o corpo, é uma ferramenta sutil e poderosa para qualquer sono. Frank incentiva seus clientes a adotar esse tipo de prática — independentemente do motivo da consulta — pelos efeitos abrangentes sobre o corpo e a saúde. Por sugestão de Frank, Neil incorporou a iyengar yoga em sua rotina: não só ajudou a acalmá-lo, mas também reduziu suas dores durante e após o treino.

Exercícios lentos e suaves — como yoga restauradora, tai chi, alongamento e uma caminhada tranquila — não são rituais exclusivos pré-cama (embora funcionem melhor nesse momento, falaremos mais sobre isso adiante). Além de se combinarem com treinos mais intensos, como um *yin* harmonizador para um *yang* de alta intensidade, também contribuem para uma recuperação mais rápida e reduzem lesões e dores musculares. O movimento restaurador tem a capacidade de acalmar o sistema nervoso simpático esgotado e melhorar sua resposta ao estresse.

Normalmente, o movimento restaurador é algo relaxante que não gera grande aumento da frequência cardíaca. Alguns exemplos:

passeio
tai chi
qigong
yoga (restaurador ou *yin*, nada muito intenso ou fatigante)
alongamento sobre rolo de espuma (mais na página 127)

O cérebro recebe informes constantes sobre como o corpo está se sentindo, graças à sua rede de neurônios sensoriais. Ele geralmente assume o comando do corpo, portanto, quando os músculos estão tensos e a respiração é curta e superficial, o cérebro entra em modo de estresse, bombeando cortisol para mantê-lo em alerta máximo. Ao longo do dia, a tensão naturalmente se acumula ao cuidarmos de nossos afazeres. Se não a aliviarmos de maneira adequada, iremos para a cama com a cabeça estressada, literalmente.

Realizar movimentos restaurados ajuda a liberar essa tensão, relaxar os músculos e aprofundar a respiração. Relaxamos não apenas o corpo, mas também a mente, além de produzirmos uma neuroquímica perfeitamente calibrada que incentiva um sono melhor.

O melhor do exercício restaurador é que não precisamos esperar até a noite para colher seus benefícios soníferos. Esses movimentos têm um efeito cumulativo, pois ajudam a manter o sistema nervoso simpático sob controle e a produção de cortisol equilibrada. Os exercícios restauradores — alongamento e posturas de yoga — trazem benefícios distintos em momentos diferentes:

**Logo pela manhã:** o movimento restaurador energiza
suavemente o corpo e aumenta o estado de alerta mental,
principalmente quando nos sentimos confusos após
uma noite de sono ruim. Alguns minutos de exercícios
restauradores nos ajudam a voltar aos trilhos, em vez de

prejudicar o ritmo do dia, como fariam a cafeína ou os doces.

**Fim da tarde:** por volta das 15h, com a sonolência pós-almoço, o movimento restaurador fornece os mesmos benefícios do costumeiro café — mas sem prejudicar o sono mais tarde.

**Noite:** como parte da rotina antes de dormir, esses movimentos relaxam a mente, estabilizam a respiração e reduzem a tensão muscular sem aumentar a frequência cardíaca. Ou seja, criam as condições perfeitas para que o corpo durma.

## Movimentos de relaxamento instantâneo

Atividades suaves que fazem parte das "prescrições" de Frank há anos e são particularmente úteis à noite, como forma de relaxar antes de ir para a cama. Em pouco tempo colocam você para dormir, além de serem uma ótima maneira de evitar dores ou cólicas noturnas que nos fazem despertar (ver a página 164).

## Sente-se inclinado para a frente na cadeira

Uma versão modificada de *janu shirshasana*, na qual se descansa a testa (e o terceiro olho) em uma superfície macia, ativando os benefícios relaxantes do alongamento. Sente-se no chão ou em uma esteira com as pernas esticadas diante do corpo. Coloque uma cadeira à sua frente para poder descansar confortavelmente a cabeça no assento. Se necessário, utilize uma toalha ou um cobertor dobrado para um apoio

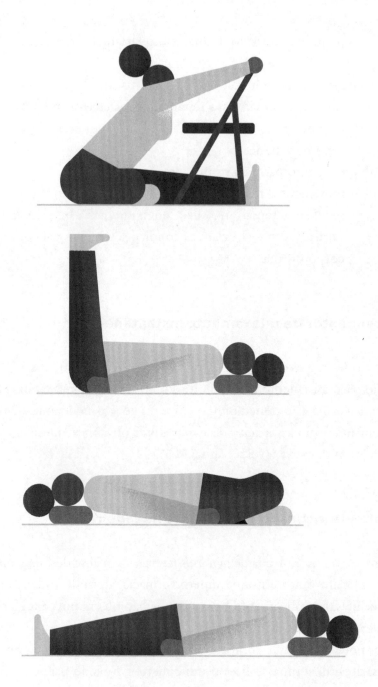

mais macio. Dobre a perna direita em direção ao peito e alongue o lado direito do quadril, colocando a planta do pé direito na parte interna da perna esquerda, perto da virilha. Estique o braço em direção à perna esquerda e alongue-se, apoiando a cabeça na cadeira e os braços na canela ou no tornozelo esquerdo. Não exagere na tensão da perna. Permaneça assim por até 30 segundos. Em seguida, levante lentamente os braços e repita do outro lado.

### *Supta baddha konasana* modificada

Também conhecida como "postura da deusa", leva apenas cinco minutos e gera um efeito benéfico que acalma a respiração e suaviza o centro emocional do peito. Também é útil após as refeições para melhorar a digestão.

O primeiro passo é pegar uma almofada de yoga, ou mesmo de sofá (retangular na parte de trás), ou duas toalhas bem dobradas. Você também precisará de um tapete de yoga dobrado em três partes ou outra toalha dobrada da mesma forma. Se sentir necessidade de mais apoio, utilize mais toalhas ou cobertores, especialmente se você tiver quadris rígidos.

Sente-se no chão com as pernas cruzadas. Aconchegue a borda da almofada contra o osso sacro (ou nádegas). Deite-se e apoie a cabeça no tapete de yoga. Sua cabeça deve estar mais alta que o coração e o queixo, paralela ao chão, sem inclinar para cima ou para baixo em relação ao peito. Se não conseguir tocar o chão com seus joelhos, você pode dobrar cobertores ou toalhas extras sob eles para que suas pernas relaxem completamente. Você saberá quando acertar o equilíbrio de seus apoios — todo o seu corpo se sentirá "seguro" e relaxado. (Já dá sono só de pensar nisso.)

Mantenha-se nessa posição de 10 a 15 minutos, prestando atenção no ar entrando e saindo do corpo. Não force a respiração, apenas sinta que ela flui.

**Pernas na parede**

Essa postura pode ser feita em qualquer lugar e regula a pressão sanguínea, revitaliza os órgãos abdominais e estimula a circulação (para algumas pessoas, é também um alívio para varizes).

Primeiro, coloque um cobertor ou uma toalha, para proteger suas nádegas e/ou cabeça, junto a uma parede com espaço suficiente no chão para seu corpo. Sente-se com o lado voltado para a parede, com os joelhos dobrados de forma que o lado esquerdo do quadril fique pressionado contra a parede. Role lentamente de costas para que a base de suas nádegas fique contra a parede e os seus pés fiquem logo acima. Estenda os pés de modo que o corpo forme um L, mantendo as partes inferiores da coxa tão coladas à parede quanto os isquiotibiais permitirem. Mantenha seu queixo paralelo ao chão, sem inclinar-se para o teto ou pressionar o peito para baixo.

Estenda os braços para o lado e dobre-os nos cotovelos em 90 graus, formando um "cacto". Relaxe a cabeça, o rosto, o pescoço, os ombros e a barriga. Respire relaxadamente por 10 a 15 minutos. Como variação, abra as pernas em um V suave na parede. Para sair da posição, traga os joelhos de volta ao peito e role para o lado.

Observação: é normal sentir um leve formigamento nas pernas. Caso sinta dor, abaixe as pernas e permaneça em uma posição mais suave, com as pernas cruzadas ainda apoiadas na parede.

## Savasana

Também conhecida como "postura do cadáver", essa posição normalmente marca o encerramento de um trabalho de relaxamento. Deite-se confortavelmente de costas no chão ou na cama. Mantenha os olhos fechados e afaste os pés cerca de 30 cm um do outro. Mantenha os braços estendidos ao longo do corpo, com as palmas voltadas para cima. Com os olhos fechados, silenciosamente induza seu corpo a relaxar.

Movimente sua atenção para cada parte do corpo, do pé esquerdo para a perna esquerda e, na sequência, para os pés e pernas direitos, seguido pelos quadris, abdômen, tórax, mãos, braços e cada parte de sua cabeça.

Imagine todos os seus órgãos relaxando — cérebro, pulmões, coração, estômago, rins, intestino, bexiga.

Dirija sua atenção para os seus cinco sentidos (visão, audição, olfato, tato, paladar), que automaticamente começarão a relaxar.

Por fim, observe sua própria mente sem se apegar a nenhum pensamento em particular, mas permitindo que eles surjam e se dissolvam.

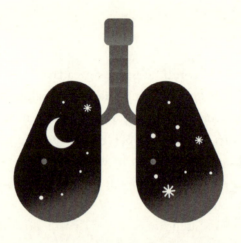

## RESPIRE COM RITMO

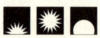

Se pudesse haver outro título para este livro, talvez fosse *Wired and Tired: The Story of Your Life* (*Ligado e cansado: a história de sua vida*). Ele resume o caso de praticamente todos os que entram no escritório de Frank — incluindo Neil —, ou seja, um estado mental e físico que gera uma série de condições crônicas, desde distúrbios autoimunes a problemas cardíacos e desequilíbrios de humor. Muitos de nós convivemos com o estresse o dia todo e não conseguimos desligar o interruptor na hora de dormir. Como resultado, nosso sono é afetado, o que por sua vez gera mais estresse, cada vez menos sono, e assim por diante. Dessa forma, acabamos exaustos, mas incapazes de relaxar. A solução não está no fundo de um frasco de Xanax ou numa garrafa de vinho. Em vez disso, a resposta (sem efeitos colaterais) para seu problema está em sua própria cabeça.

A meditação e os exercícios respiratórios são duas ferramentas eficazes quando se trata de desligar ativamente a resposta ao estresse e ativar o relaxamento. Mudar a forma como respiramos e o objeto de foco de nossa mente pode reprogramar o cérebro fisicamente por meio do nervo vago, o "cabo de rede" que conecta o cérebro ao corpo. Assim como manter o corpo tenso e as respirações curtas e superficiais pode levar o cérebro a considerar que está com problemas ("Relaxando", página 142), um corpo calmo e respirações profundas e lentas fazem exatamente o oposto: dizem ao cérebro que estamos seguros e estimula a liberação de GABA[i], um neurotransmissor antiansiedade que promove uma sensação de calma e relaxamento.

Além de promover a adaptabilidade e resiliência necessárias para lidar com as infinitas ondas de estresse que a vida traz (sim, a vida sempre trará ondas infinitas de estresse; "Não deixe o estresse te estressar", página 97), a meditação e o trabalho respiratório exercitam o cérebro, melhoram a atenção, a memória, a velocidade de processamento e a criatividade. Essas atividades também podem neutralizar a atrofia relacionada à idade, que pode derivar em condições cognitivas como a demência. Mas, principalmente para nossos objetivos, a meditação e o trabalho respiratório diminuem a pressão arterial, o estresse e a ansiedade, essencialmente "regulando o mecanismo" para um início de sono mais fácil à noite.

Foi demonstrado que eles aumentam o tempo de sono, melhoram sua qualidade e tornam mais fácil adormecer (e permanecer dormindo), principalmente devido ao fato de que reduzem a hiperexcitação no cérebro.

Criam mudanças fisiológicas semelhantes às fases iniciais do sono — pulso lento, pressão arterial baixa e redução dos hormônios do estresse.

Sua eficácia foi comparada com medicamentos prescritos em alguns indivíduos com insônia.[48]

---

i  Ácido gama-aminobutírico (IUPAC: 4-aminobutanoico [ácido]), também conhecido pela sigla inglesa GABA (Gamma-AminoButyric Acid), é um ácido aminobutírico em que o grupo amina está na extremidade da cadeia carbônica.

Podem ser aliados a outras técnicas de sono, como a terapia cognitivo-comportamental para insônia (CBT-I) — que demonstrou melhores resultados do que a CBT-I sozinha.

### Meditação: O que fazer

- **Observe seu ritmo circadiano ao escolher quando e como meditar.** Embora a maioria dos estilos de meditação pareça relaxante, muitas abordagens para a atenção plena têm o objetivo de criar uma mente aguçada e alerta conforme aprimoramos sua prática. É por isso que uma verdadeira meditação (em contraste com exercícios de respiração profunda) é melhor quando feita de manhã ou pelo menos algumas horas antes de dormir. Existem também práticas de atenção plena e respiração destinadas a ajudar no relaxamento e a cair no sono (incluímos algumas na página 100). Escolha a prática que melhor se adapta à hora do dia em que pretende meditar.
- **Ao menos 10 a 15 minutos por dia.** Não são necessários retiros de um mês para se ter benefícios.
- **Encontre um estilo pessoal.** Incluímos alguns exercícios iniciais simples, mas existem muitas técnicas, estilos e filosofias de meditação (transcendental, kundalini, védico, zen budista etc.). Nós sugerimos pesquisar e experimentar qual é a mais adequada a seu estilo de vida.
- **Explore aplicativos** como Headspace, Calm, Aura, Insight Timer e 10% Happier para obter orientação personalizada e de baixo custo.

# SINTONIZE E CONECTE-SE COM O DIA

Muitos especialistas em meditação dirão que o objetivo mais puro da prática é despertar, se concentrar e energizar a mente, o que torna os exercícios a seguir mais adequados para o início do dia. Embora devam ser praticados na parte da manhã, logo após acordar — ou a qualquer hora da tarde quando sentir a necessidade de reequilíbrio —, eles apoiarão sua jornada rumo ao sono noturno. O corpo ficará completamente relaxado, criando uma base sólida para o sono. Em última análise, isso ajuda a manter o sistema nervoso simpático e os níveis de cortisol controlados, facilitando o sono à noite. Veja a seguir algumas práticas iniciais de meditação.

**O modelo básico: meditação sentada simples**

*Tempo: 10 minutos*

- Escolha um local tranquilo e confortável, sem distrações.
- Programe um cronômetro para 10 minutos.
- Sente-se em uma posição confortável: no chão, com as pernas cruzadas; ou em uma cadeira. Se estiver no chão, use uma almofada para elevar os quadris. Mantenha a coluna reta.
- Escolha algo em que se concentrar. Pode ser um mantra como "Om" (considerado a vibração e o som originais do universo), a frase "Estou em paz" (ou outro pensamento reconfortante), uma imagem edificante como uma lua cheia ou uma flor.

- Então preste atenção à sua respiração — inspirar e expirar. O objetivo não é controlar ou desacelerar a respiração, mas simplesmente atentar-se a ela. Sinta o ar entrando e saindo ao redor de suas narinas.
- Durante a prática, sua atenção se desviará da respiração. Tudo bem — não significa que você fez algo errado. Simplesmente perceba que sua atenção se desviou e resgate o foco enquanto inspira e expira.

## O sincronizador mais eficaz: meditando com a natureza

*Tempo: de 15 a 30 minutos*

- Procure um parque, bosque, uma praia ou reserva natural. Você também pode fazer isso em sua casa ou apartamento e entrar em sintonia com os detalhes do espaço.
- Se puder, tire os sapatos.
- Esqueça tudo o que aconteceu no dia antes dessa prática. Tente não antecipar o que virá a seguir.
- Caminhe por alguns minutos até encontrar um lugar onde queira fazer uma pausa. Quando chegar lá, pare.
- Pare e observe ao seu redor. Onde você está? Observe tudo: árvores, grama, areia, água, sons, a textura do ar. Faça 10 respirações profundas, inspirando pelo nariz e expirando pela boca.
- Depois de mais algumas respirações, volte sua atenção para seus pés, tentando sentir o que estão tocando: grama, pedras, areia. Sinta onde está seu peso. Mais sobre seus calcanhares? Talvez você esteja se inclinando ligeiramente para a frente?

- Observe como seu corpo se sente. O que parece retesado, cansado, dolorido? Quais partes parecem soltas e leves? Respire mais cinco vezes, direcionando a respiração para os lugares contraídos. Caso sinta seus quadris duros, inspire, imagine a respiração viajando para baixo até os quadris, depois expire, imaginando a tensão e a dor fluírem para fora da articulação do quadril. Da mesma forma, se sentir que seus ombros estão pendendo para a frente, inspire, leve o ar para a órbita do ombro, e expire, imaginando os ombros recuarem para dentro das órbitas e as omoplatas deslizarem para baixo.
- Com essa amplitude recém-descoberta, volte a andar. Durante os minutos restantes, permita-se absorver o que está à sua frente, ao seu lado, embaixo de você, atrás de você. Observe a casca das árvores, as pedras na areia, uma teia de aranha, o pistilo de uma flor, a forma de uma alga marinha, o desenho de sua pegada, o comprimento de sua passada. Sinta como o ar toca sua pele — talvez no rosto e nas mãos. Desperte sua curiosidade. Se quiser saber o que há sob uma pedra, erga-a. Se quiser saber qual é a espécie de alguma árvore, aproxime-se dela e estude-a. Se está se perguntando sobre um animal, pare para observá-lo. Ouça o vento, os pássaros, sua respiração.
- Ao terminar, analise como você se sente. Talvez sua respiração fique mais fácil. Pode ser que você sinta um relaxamento. Talvez você sinta uma intensa conexão.

# CURTIR A NOITE

Relaxar antes de ir para a cama exige diminuir a respiração e nos afundar em nossas partes mais aconchegantes. A melhor maneira de fazer isso é com práticas respiratórias fáceis ou meditações guiadas que se concentrem no relaxamento e em esquecer o dia. (Os aplicativos listados na página 136 são recursos excelentes para isso.) A seguir estão algumas que você pode adicionar à sua prática de desligamento.

**Tranquilizante rápido: noções básicas de respiração abdominal**

*Tempo: de 10 a 30 minutos*

- Encontre um lugar onde você não será perturbado. Fique relaxado, seja deitado ou sentado.
- Coloque as mãos no abdômen, feche a boca e toque a parte superior do palato com a língua. Respire pelo nariz. Se seu nariz estiver bloqueado, não há problema em respirar pela boca.
- Inspire profunda e lentamente em seu abdômen (em vez do peito), percebendo que o diafragma se move para baixo e a barriga se expande. Suas mãos sentirão a expansão do abdômen como um balão enchendo.
- No final da inalação, não prenda a respiração; expire lentamente, de modo que seu abdômen desça ao expirar.
- Tente soltar todo o ar de seus pulmões. Quando estamos

relaxados, nossa expiração normalmente é duas vezes mais longa que a inspiração.
- Continue repetindo, mantendo o foco nas mãos, elevando o abdômen ao inspirar e o contraindo ao expirar.

## O exterminador de tensão: tempo avançado de respiração abdominal

*Tempo: de 10 a 30 minutos*

- Em uma posição confortável, faça 10 respirações abdominais conforme descrito anteriormente.
- Na respiração seguinte, imagine o ar passando por uma área tensa, como pescoço com torcicolo, a parte inferior das costas, cabeça, nádegas ou qualquer outro lugar dolorido ou tensionado.
- Ao expirar, deixe a tensão sair pelas narinas junto com o ar.
- Repita tudo até que a dor ou tensão comecem a diminuir.

---

**AGRADEÇA**

Um número crescente de pesquisas mostra que, ao agradecermos pela abundância em nossas vidas, colhemos os benefícios da redução do estresse, dos sintomas da depressão, do risco de doenças cardíacas e de dormir melhor. (Isso também pode reduzir o materialismo e aumentar a generosidade entre os adolescentes, então tente envolver toda a família.) Antes ou depois de sua sessão de respiração noturna, guarde um momento para escrever algo

> pelo que você é grato (de preferência com caneta e papel, com a luz baixa, e não em seu celular). Pode ser algo grande e sublime, como todo o amor que existe em sua casa. Ou apenas uma pequena vitória, como apreciar o bem que fez a você o jantar daquela noite. De vez em quando, pare e olhe as anotações anteriores para apreciar suas riquezas.

## RELAXANDO

Uma das maiores reclamações que Frank ouve de seus pacientes (especialmente aqueles com problemas crônicos) é que suas dores os acordam durante a noite. Costas, articulações e pescoços rígidos — tudo isso torna uma noite de sono menos repousante. Muitos culpam o colchão. Talvez seja o caso (o que pode ser corrigido com facilidade; veja como em "Faça sua cama", página 208), mas o provável é que a causa venha de outro lugar, em geral de seu próprio corpo.

Nossa vida cotidiana é basicamente uma receita para músculos tensos e articulações doloridas. Passamos a maior parte do tempo sentados (em uma postura de contração do quadril que causa estragos na coluna), curvados sobre nossos dispositivos (lá se vão o pescoço e os ombros) e, geralmente, tensos ao sermos bombardeados por uma variedade de fatores estressantes (reais e percebidos). Essas pequenas provocações somam-se a um corpo cada vez mais rígido e crivado de dores e incômodos. Isso não é bom para seu sono e, definitivamente, também não para sua saúde.

Além de causar desconforto e dificuldade para acomodar-se durante a noite, esse tipo de tensão física é traduzida pelo cérebro como tensão mental. Na verdade, o cérebro interpreta um corpo rígido como uma indicação de que talvez não esteja seguro e não deva relaxar. Uma mente acelerada e estressada é a última coisa que queremos quando se trata de dormir (ou qualquer outra coisa, na verdade).

Para destravar a válvula de alívio de pressão alongue suavemente os músculos à noite e novamente pela manhã, quando seu corpo estiver rígido. Liberar a tensão retida em pontos principais como quadris, pescoço, tórax e ombros sinaliza para o cérebro que ele pode baixar a guarda, se submeter e adormecer. É o complemento perfeito para sua rotina de desligamento (página 103).

> **PRESCRIÇÃO DE RELAXANTE MUSCULAR**
>
> Adicione sais de Epsom em seu banho quente noturno (página 106) para aliviar os músculos tensos por meio do sulfato de magnésio natural. Esse mineral também é útil para promover o sono!

**Incríveis diluidores de tensão**

*Alongamento do sofá*

Esse alongamento ajuda a abrir os flexores do quadril, que encurtam quanto mais nos sentamos, o que pode criar um efeito de "puxão" na região lombar.

- Fique diante do sofá, de costas para ele. Dobre a perna esquerda e descanse o joelho esquerdo ligeiramente atrás, no sofá.

- Fique ereto e apalpe suas nádegas e o abdômen. Mantenha a posição por dois minutos (será um pouco incômodo, mas isso significa que está fazendo corretamente).
- Repita com a outra perna.

Observação: se achar a posição muito difícil de fazer, afaste o joelho direito do sofá. Quanto mais longe estiver o joelho, menos severo será o alongamento. Aumente gradualmente até praticar o alongamento completo.

**Alongamento piriforme**

Também conhecido como "figura quatro", esse é um dos melhores alongamentos para relaxar a rigidez dos quadris — o epicentro da tensão. Esse alongamento reduz a tensão na parte inferior das costas e alivia dores nas costas e a ciática, além de melhorar a mobilidade do quadril.

- Sente-se na parte da frente do assento de uma cadeira de modo que a borda toque na intersecção dos músculos das nádegas e dos isquiotibiais.
- Cruze o tornozelo direito sobre o joelho esquerdo, para que o osso do tornozelo repouse na carne macia acima do joelho. Flexione o pé direito.
- Alongue a coluna, esticando os lados do torso, e depois se incline ligeiramente para a frente com a coluna estendida. Respire fundo. Você sentirá os músculos das nádegas se alongando. Segure por 1 a 2 minutos, aproximando o torso das pernas conforme o quadril se abrir. Repita do outro lado.

Nota: evite curvar a coluna; mantenha as costas retas e imagine dobrar-se para a frente a partir do quadril.

**Libertação definitiva de pescoço e ombro**

O nome já diz tudo. Este alongamento é ideal para se livrar de todas as cargas emocionais e físicas depositadas sobre essa parte do corpo e ajuda a liberar os músculos tensos da parte superior das costas, do pescoço e dos ombros. Serão necessárias duas bolas de tênis.

- Deite-se de costas com os joelhos dobrados e os pés separados na largura do quadril, de modo que as rótulas se alinhem com os ossos do quadril. Coloque duas bolas de tênis lado a lado no topo das omoplatas, na área onde a massagem se faz necessária. Abaixe lentamente a cabeça e os ombros. Coloque um travesseiro atrás da cabeça caso sinta desconforto no pescoço.
- Abaixe os braços ao lado do corpo e levante-os ligeiramente para trás e para cima, como se tentasse alcançar a parede atrás de você. Em seguida, mova-os de volta para os joelhos. Repita 10 vezes, parando nas áreas sensíveis por pelo menos 10 segundos.
- Variação: abra os braços lateralmente em uma posição em T e depois volte para o peito. Repita 10 vezes.

Nota: evite colocar bolas de tênis sob o pescoço.

## Conheça sua fáscia

Entre seus músculos, ossos, tendões, nervos, vasos sanguíneos e órgãos existe um tecido fibroso denominado fáscia, traduzido do latim para "feixe". Essas grandes e contínuas camadas de tecido mole são, em muitos aspectos, os facilitadores do corpo — elas conferem a força do movimento muscular sem prejudicar outros tecidos e ajudam os músculos a mudar de forma e comprimento quando em movimento. Idealmente, a fáscia é suave e macia, permitindo um suave movimento interno. No entanto, quando sujeitos a tensão, má postura, estresse, inflamação e falta de uso, esses tecidos se tornam grossos e rígidos. Quando atinge esse estado, a fáscia frequentemente é a origem da dor e prepara o terreno para lesões, má digestão ou um sistema nervoso esgotado — tudo isso é ruim para o sono.

Um dos melhores remédios para manter sua fáscia "macia" é o uso de rolos de espuma. Ao passar o rolo sob a fáscia, incentivamos seu "desprendimento", fazendo com que as camadas de tecido se movam novamente com suavidade. É uma ótima maneira de reverter os efeitos de um dia todo sentado, além de liberar tensões que talvez estejam indo conosco para a cama.

Para começar, procure um rolo de densidade média com um pouco de textura na superfície, o que ajudará a amaciar os tecidos e estimular a circulação e drenagem linfática. O rolo deve ser um pouco macio, mas também capaz de suportar seu peso. Uma rápida pesquisa na internet revelará uma grande quantidade de exercícios com o rolo, de abertura peitoral até para liberar seu pescoço, seus ombros e quadris. Nossa amiga especialista em rolos de espuma, Lauren Roxburgh, oferece ótimos vídeos curtos em seu *site*, bem como seu próprio rolo de espuma — que ela vende e recomenda.

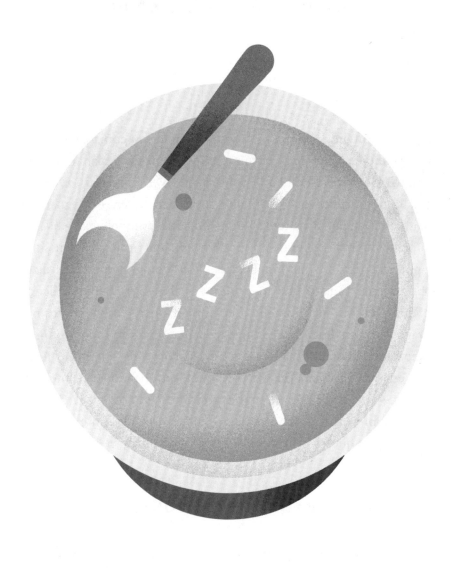

CAPÍTULO 6

# COMER PARA DORMIR

Se você já ouviu a expressão "Viva para comer ou coma para viver", provavelmente adivinhará o que este livro tem para falar sobre esse assunto. (Se você escolheu "comer para viver", acertou). Quando se trata de dormir, você realmente come para viver — de maneira mais saudável, por mais tempo e melhor. Isso porque *o que* e *quando* comemos tem um efeito significativo em seu ritmo, em seu sono e, por extensão, em sua longevidade. Por "comer", queremos dizer praticamente tudo o que ingerimos — alimentos, bebidas, álcool, cafeína, nicotina, medicamentos, ervas medicinais e suplementos naturais. Cada um desempenha um papel antagonista ao sono profundo e reparador, afastando cada vez mais seu corpo de seu ritmo ideal. Não estamos aqui para dizer a você que deve abandonar hábitos em nome de uma dedicação monástica ao sono. Pedimos a você que seja realista sobre quais comportamentos afetam seu descanso noturno. Prometemos que, se o fizer, vai se sentir — e dormir — melhor.

## VÁ FUNDO NO ASSUNTO

Uma das mais recentes descobertas na pesquisa do sono é que há uma ligação entre saúde intestinal e sono. Faz sentido: todo o seu corpo — incluindo o sistema digestivo — é projetado para ter ciclos previsíveis de sono, vigília e alimentação. Ao se alterar esses ritmos, todo o corpo, intestino etc., se desequilibra. Sabemos agora que isso é **bidirecional**. Tradução: uma vida fora do ritmo pode criar um intestino fora do ritmo, assim como um intestino fora do ritmo pode criar uma vida fora do ritmo. Por outro lado, uma *boa* saúde intestinal pode proporcionar um bom sono. Quanto mais saudável for seu intestino, mais fácil será adormecer e continuar dormindo.[49]

Portanto, quando se trata de renovar o bem-estar de seu sono, colocar seu intestino em ordem é um ponto de partida essencial.

Vamos decompô-lo ainda mais.

### Isto é o que sabemos sobre o intestino:

- Ele contém trilhões de microrganismos, principalmente bactérias, que vivem em seu trato gastrointestinal. Isso é chamado de microbioma. Algumas dessas bactérias são benéficas (promovem saúde) e outras nem tanto (inflamações e doenças). O objetivo é manter esse equilíbrio em constante mudança em favor dos mocinhos.
- **Todos são diferentes.** A saúde de seu microbioma é resultado de sua genética, dos micróbios aos quais se expõe em seu ambiente e sua dieta.
- **Ele também é conhecido como o "segundo cérebro".** Longe de apenas digerir a comida, o intestino também abriga um segundo sistema nervoso, que se comunica com o cérebro e o sistema nervoso central (por intermédio do nervo vago) e influencia a produção de hormônios, as funções de sistema imunológico, o apetite, a digestão, o metabolismo, o comportamento, o humor e as respostas ao

estresse. Essa conexão é chamada de eixo intestino-cérebro do microbioma.
- **É uma central hormonal.** O intestino é o maior órgão endócrino no corpo e regula a secreção de neurotransmissores, como o cortisol, o triptofano e a serotonina. Na verdade, 90% da serotonina é produzida no intestino, não no cérebro.
- **Ele também é uma central do sistema imunológico.** O intestino é protegido por 70% das células do sistema imunológico, e a microbiota interage com essas células para regular respostas imunológicas.
- **Não o irrite.** Como o microbioma está conectado a alguns dos principais sistemas do corpo, um intestino desequilibrado está ligado a tudo, desde problemas digestivos, como inchaço, gases e constipação, até ansiedade, depressão e problemas de pele, como acne e eczema. Um microbioma desequilibrado também pode aumentar o risco de obesidade, imunidade suprimida por diabetes, doenças autoimunes, insônia e outros distúrbios do sono.
- **Ele é sensível.** Além de desregular o sono, o desequilíbrio de sua microbiota pode ser causado por dieta, estresse, doenças e uso excessivo de antibióticos.

## Como o intestino afeta o sono?

- O Relógio-Mestre de seu corpo trabalha em sintonia com o relógio de seu microbioma. Se um desses ritmos for abalado, o outro também será. Descobriu-se que o *jet lag*, por exemplo, perturba a diversidade da microbiota intestinal, enquanto o microbioma pode realmente inibir o gene do relógio em seu núcleo supraquiasmático (ou SCN, o lar do Relógio-Mestre), desempenhando um papel crucial no equilíbrio desses genes.

- Quando o ritmo circadiano ou o ritmo do microbioma é alterado, cria-se um ciclo vicioso: podem ocorrer intolerância à glicose, ganho de peso e alterações metabólicas — tudo isso afeta o sono e distorce ainda mais o ritmo geral.
- A flora intestinal cria seu próprio ritmo circadiano ao exigir a produção de citocinas, mensageiros químicos multifuncionais que participam de uma série de funções do corpo, incluindo a indução ao sono. Então, quando os níveis de cortisol aumentam pela manhã, a produção de citocinas diminui. No entanto, um intestino desequilibrado e desregulado não será capaz de manter essa cadência.
- Como o cérebro, o microbioma tem a capacidade de criar os neurotransmissores que influenciam o sono, a saber: dopamina, serotonina, melatonina e GABA. Mas um intestino desordenado não será capaz de gerar quantidades suficientes.

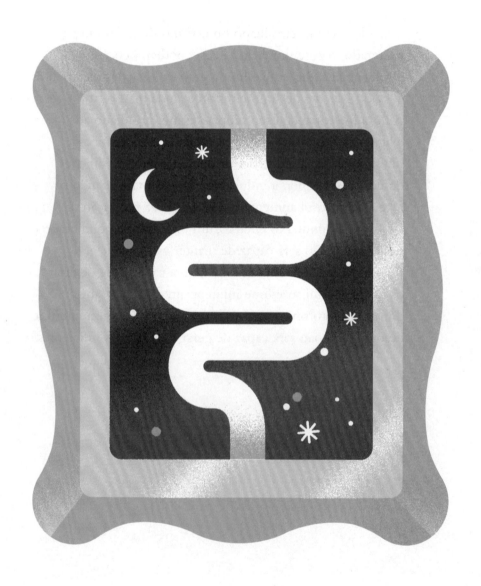

## CURE SEU MICROBIOMA

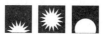

O microbioma começa a se desenvolver desde que a pessoa nasce, afetando-se ao longo da vida por vários fatores (muitos deles surpreendentes). Se você nasceu de parto normal ou de cesariana, se foi amamentado, se fuma, a qualidade de sua dieta, a quantidade de estresse, hábitos de exercício, boas práticas de sono e se você usou antibióticos ou outros medicamentos são fatores que afetam significativamente a qualidade e diversidade de seu microbioma, para melhor ou pior. Mas, mesmo com experiências e decisões passadas que comprometeram a saúde e o equilíbrio de seu microbioma, ainda é tempo de mudar.

Seu microbioma — assim como seu corpo — é projetado para ciclos previsíveis de sono, vigília e alimentação. Portanto, à medida que retomarmos o ritmo adotando novos hábitos, o instinto acompanhará a mudança. A dieta é uma das maiores influências na saúde do microbioma. É altamente recomendável começar com o Reset (página 257), que é uma maneira de dar mais atenção ao equilíbrio e à manutenção de seu microbioma. Depois, consulte as dicas a seguir para manter seu intestino no ritmo. Mesmo que seja desconfortável no início, lembre-se: cuide de seu intestino para que ele também cuide de você.

### As regras de ouro para o ritmo intestinal

**Passe longe de alimentos com açúcar, ricos em amido e processados**

Explicaremos tudo em mais detalhes a seguir, mas se for doce ou feito de farinha e, principalmente, se for produzido em uma fábrica de alimentos, não fará bem a você ou ao seu microbioma. Alimentos com alto teor de açúcar e amido de fácil digestão, como bolos e pães processados, são decompostos principalmente no intestino delgado, o que pode resultar na proliferação de bactérias nocivas, levando à SIBO (Síndrome de supercrescimento bacteriano, ou crescimento excessivo de bactérias no intestino delgado). Para piorar a situação, alimentos processados contêm ingredientes como gorduras trans, conservantes, adoçantes e ingredientes artificiais, organismos geneticamente modificados (OGM) e óleos industriais de sementes que podem piorar ainda mais os estragos no microbioma — então, tire-os de seu prato.

**Evite plantações pulverizadas com glifosato**

O glifosato é o ingrediente ativo de um pesticida altamente tóxico conhecido como Roundup, usado não apenas para evitar pragas em plantações geneticamente modificadas (OGM), mas também em plantas convencionais (particularmente trigo), para acelerar quimicamente a colheita, fazendo-as secarem antes do tempo, para que sejam colhidas mais rápido (gostou?). Além disso, é um antibiótico registrado, o que o torna uma substância terrível para o corpo e ainda pior para a saúde intestinal. As safras tipicamente afetadas pelo glifosato incluem milho, ervilha, soja, linho, centeio, lentilhas, triticale, trigo sarraceno, canola, painço, batata, beterraba, soja e outros legumes.
Prefira produtos orgânicos no supermercado ou nas feiras locais. Isso também evita a ingestão de fertilizantes ou outros tipos de pesticidas prejudiciais às bactérias benéficas de seu intestino e a consequente alteração da composição de seu microbioma.

### Adicione prebióticos ao seu prato

Prebióticos são fibras alimentares que a maior parte de nosso sistema digestivo não consegue quebrar, mas as bactérias em nosso microbioma certamente conseguem. Eles são como superalimentos de microflora, dando às bactérias boas o combustível de alta potência de que precisam para todas as tarefas que mantêm seu intestino saudável, como proteger a parede intestinal, digerir sua comida, manter bactérias nocivas sob controle e contribuir para a sincronia entre o sistema imunológico e o sistema nervoso central. Os alimentos ricos em fibras prebióticas incluem: alho, cebola, rabanete, alho-poró, aspargos, alcachofra de Jerusalém, folhas de dente-de-leão, brócolis, raiz de chicória, lentilhas e grão de bico.

E não jogue fora os pedaços duros e fibrosos desses vegetais! Esses pedaços mais mastigáveis e resistentes — sobretudo os talos de brócolis e aspargos — são nutritivos para as bactérias intestinais. Você também pode optar por tomar um suplemento prebiótico, certificando-se de que vem de uma fonte real de fibra e que contenha um ou mais destes ingredientes: inulina, fruto-oligossacarídeos, pectina, arabinogalactana, raiz de chicória, fibra de acácia, fibra de alcachofra e fibra de banana verde.

### Divirta-se com alimentos fermentados

Alimentos fermentados como chucrute, iogurte, kimchee (repolho fermentado coreano), missô e kefir (leite fermentado) carregam suas próprias bactérias benéficas que unem forças com as outras em seu intestino. A pesquisa sugere que os recém-chegados ajudam os residentes e antigos a fazer um trabalho melhor na proteção da saúde — portanto, adicione algumas porções deles ao seu prato.

### Evite carnes, aves, laticínios e ovos de criações convencionais

Animais de criação convencional, como vacas, porcos e galinhas, quase sempre recebem grandes quantidades de antibióticos para engordarem antes do abate e não adoecerem. Quando consumimos esses produtos, também estamos ingerindo esses antibióticos. Além disso, muitos desses animais recebem hormônios e provavelmente também são alimentados com milho ou soja OGM. Esse não é exatamente o menu mais adequado ao seu intestino.

### Reduza o uso de antibióticos

Na opinião de Frank, a medicação de uso mais exagerado são os antibióticos. É claro que eventualmente uma infecção violenta justifica o uso, mas na maioria das vezes eles são desnecessários e geram uma resistência potencialmente perigosa. Dentro do intestino, não distinguem seus alvos, assassinam bactérias boas e más de modo indiscriminado. Sempre que possível, use "antibióticos" à base de ervas ou ervas antimicrobianas, pois tendem a ser duros com as bactérias tóxicas das quais você deseja se livrar e mais suaves com as bactérias boas. Se seu médico receitar antibióticos, pergunte sobre tratamentos alternativos disponíveis. Ou consulte outro profissional, como um médico de medicina funcional, que não dependa tanto de medicamentos.

### Fique longe dos inibidores da bomba de prótons (PPIs ou IBPs)

Há boas evidências de que pessoas dependentes de bloqueadores de ácido estomacais (como Nexium, Prilosec etc.) são menos propensas a ter uma boa diversidade de bactérias no intestino. Isso significa maior vulnerabilidade a problemas digestivos ou de imunidade.

O objetivo principal é reduzir ao máximo a necessidade de IBPs, o que com frequência pode ser obtido por meio de dieta (enquanto, simultaneamente, beneficia outras áreas de sua saúde).

**Utilize um probiótico diário**

Probióticos são os suplementos que fornecem microrganismos benéficos ao seu intestino. Embora seja sempre melhor obter probióticos a partir dos alimentos, você também pode aproveitar as vantagens dos fermentados na forma de suplementos, em cápsulas ou pó. Se você estiver tomando um antibiótico, equilibre-o com um probiótico de alta qualidade para ajudar a manter sua flora intestinal equilibrada.

**Filtre sua água**

A água clorada mata organismos nocivos e reprime muitas doenças transmitidas pela água. No entanto, o cloro também pode afetar as bactérias benéficas de seu microbioma. Para proteger seu intestino dos danos do cloro, invista em um bom filtro de água que mantenha o cloro fora de seu copo.

**Conserte sua mente**

Assim como seu intestino pode influenciar as emoções por meio do eixo intestino-cérebro, ele também é sensível à emoção, ao estresse, à ansiedade e à depressão provocados pelo cérebro. Da mesma forma, o humor é um grande fator na qualidade do sono, razão pela qual muitas de nossas recomendações sobre viver para dormir no Capítulo 4 tratam de como respirar um pouco mais fundo e se estressar um pouco menos. Esses novos hábitos terão função dupla: acalmar a mente para uma boa noite de descanso e, ao mesmo tempo, mudar os comprimentos de ondas mentais que afetam a saúde intestinal.

**Viva a vida**

Lembre-se de que seu intestino é um microcosmo dentro de seu corpo. Os hábitos projetados para mantê-lo no ritmo e melhorar sua saúde geral — exercícios, a consistência de uma rotina diária, menor consumo de bebidas, parar de fumar — também beneficiarão seu microbioma.

## PREFIRA DOCES SONHOS AO AÇÚCAR

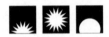

Nós nos consideramos pessoas razoáveis. Somos caras legais. E dissemos que este livro é sobre descobrir e escolher bons hábitos para você. Mas quando se trata de açúcar, a conversa muda. Hoje é o dia em que você se livrará dessa droga sabotadora do sono, que distorce o cérebro e os hormônios e destrói sua saúde.

Quando o assunto é ritmo, o açúcar é o pior dos inimigos. Comidas e bebidas açucaradas levam seus hormônios para um passeio de montanha-russa, no qual você não registra a fome da maneira como deveria e que te faz comer com mais frequência e em maior quantidade, armazenando calorias como gordura. Ele aumenta a produção de seus hormônios de recompensa, levando você a precisar de doses cada vez maiores apenas para obter aquela sensação agradável e saborosa. Soa familiar? Deveria: o açúcar é tão viciante quanto o tabaco, o álcool e até a heroína. E por falar em álcool, o açúcar na forma de frutose é igualmente prejudicial ao fígado, pois converte-se em gordura. Quando ingerido repetidamente — como estamos programados a fazer —, o açúcar nos faz ganhar peso, causa hiperglicemia, inflama todo o corpo, provoca diabetes, doenças cardíacas, câncer, demência, depressão e infertilidade.

Quanto ao sono — como se qualquer uma das condições acima mencionadas não fosse suficiente para interromper os ciclos de que seu corpo precisa para obter um descanso restaurador —, o açúcar também pode causar uma série de outros problemas:

- Um estudo de 2016 confirmou que uma maior ingestão de açúcar está associada a um sono mais leve e menos restaurador, além de mais despertares noturnos.[50] Você já sentiu uma ressaca corporal completa causada por queda da taxa de açúcar? Isso pode acontecer mesmo quando dormimos, fazendo com que acordemos.
- Outro estudo da Columbia University concluiu que uma dieta rica em carboidratos refinados — sobretudo açúcares — está associada a um risco maior de insônia, especialmente em mulheres com 50 anos ou mais.[51]
- Quando o nível de açúcar no sangue atinge o pico, o corpo reage liberando insulina, o que diminui o açúcar no sangue, mas, em última instância, leva à liberação de adrenalina e cortisol, que — como você deve se lembrar — são os hormônios equivalentes ao café da manhã com uma injeção extra.
- Metabolizar açúcar consome muito magnésio. Esse mineral é essencial para sustentar seus níveis de GABA, um neurotransmissor que promove o sono.
- No pico do açúcar seu prazer ativa a dopamina, que distorce

um ritmo fundamental que avisa quando o corpo precisa comer. Alimentos com alto teor calórico (aqueles ricos em açúcar e gordura — não os saudáveis e não industrializados) induzem seu corpo a pensar que precisa de mais comida, principalmente alimentos com mais gordura e, advinha só, mais açúcar. Isso desencadeia uma série de consequências: nos leva a saturar ainda mais a dieta com alimentos prejudiciais à saúde e desequilibra as mensagens enviadas ao corpo sobre o que ele precisa e quando.[52] E, como veremos na próxima parte, o quanto comemos também é fator de preservação do ritmo diário, não apenas o que comemos.

### **Não durma com açúcares escondidos**

Já devem ter dito isso a você antes, mas vamos repetir: você provavelmente está comendo mais açúcar do que imagina. Se estiver comendo qualquer alimento processado (qualquer coisa que venha em uma embalagem), há uma boa chance de que os fabricantes tenham escondido algum tipo de adoçante ali, seja para o sabor, como um conservante barato, ou apenas para mantê-lo viciado. Esses produtos tendem a ser rotulados como "açúcares adicionados" e incluem açúcar de cana e xarope de milho com frutose, mas podem ser ainda mais enganosos no caso de adoçantes "saudáveis" ou "naturais" como mel, agave, xarope de bordo e suco de frutas. Mas, a menos que o açúcar esteja ligado a fibras (como açúcares naturais em frutas e vegetais), não existe nada saudável ou natural neles. Verifique os rótulos de tudo o que você come, especialmente condimentos, molhos, barras de cereal e bebidas, que geralmente têm muitos açúcares escondidos.

## COMA NO RITMO

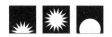

Embora luz e escuridão sejam os principais influenciadores do Relógio-Mestre, há outra autoridade importante que ajuda a definir seu ritmo: a comida. Quando fazemos as refeições, o relógio secundário (seu sistema digestivo) calcula a hora do dia e define seu próprio ciclo de 24 horas. Ele faz isso principalmente para estabelecer quando liberar enzimas digestivas, absorver nutrientes, descartar resíduos e realizar reparos. Seu microbioma também tem seu próprio ritmo circadiano, que ajusta o equilíbrio das bactérias especializadas à sua disposição — algumas bactérias são mais numerosas durante o dia e outras à noite.

Graças ao sistema de mensagens instantâneas intestino-cérebro, o intestino sempre está em sincronia com o Relógio-Mestre em seu cérebro, fornecendo relatórios sobre o que está acontecendo na vizinhança. Mas, se seu Relógio-Mestre estiver em outra frequência, o ritmo geral será afetado. Portanto, mesmo que você esteja dormindo o suficiente, seu intestino pode estar tirando toda a cadência do ritmo. O resultado é essencialmente um *jet lag* que resulta em sintomas como confusão mental, fadiga, problemas digestivos, desequilíbrio em seu microbioma e — com o tempo — doenças crônicas mais sérias.

Uma das maneiras mais eficazes de retornar ao ciclo ideal de seu intestino é comer no ritmo do dia. Pense em suas refeições como uma forma de voltar às configurações de fábrica de seu corpo, porque ele foi equipado originalmente para receber determinadas quantidades de alimentos em horários específicos.

Veja a seguir o ritmo circadiano de seu trato digestivo (ao qual o ritmo de seu microbioma está sintonizado e do qual é grande apreciador):

**Das 6h às 10h.** A fornalha digestiva começa a se aquecer para o dia. Ainda não está a todo vapor, mas procura gravetos para acender o fogo.

**Das 10h às 14h.** O metabolismo está em brasa, pronto para incinerar alimentos e transformá-los no sustento e na energia de que o corpo precisa. Sua sensibilidade à insulina fica mais alta e seu corpo está pronto para aproveitar qualquer glicose ingerida como combustível.

**Das 14h às 18h.** A luz piloto de sua digestão diminui progressivamente até a noite, assim como sua sensibilidade à insulina.

**Das 18h às 22h.** O corpo assume um modo mais lento e silencioso, preparando-se para desligar e dormir.

**Das 22h às 2h.** A fornalha digestiva liga novamente, mas não para trabalhar na tigela de cereais que você mandou ver antes de dormir. Essa retomada deve ocorrer enquanto você está dormindo, para que o sistema digestivo possa se ocupar com reparos e outras atividades de manutenção — o que só pode acontecer se a digestão de sua comida for completa. É por isso que, ao ficar acordado após as 22h, é comum sentir que recuperamos o fôlego e também o motivo de o apetite aumentar tarde da noite. Esses petiscos da meia-noite não são fomes verdadeiras; são apenas sua digestão fazendo hora extra para tirar o lixo.

## O organizador de refeições pré-sono

A fim de sincronizar totalmente seu ritmo de sono, é necessário mudar os padrões de alimentação e apoiar o ciclo digestivo do corpo.

Considere este seu novo menu para dormir:

- *Escolha horários de refeição consistentes.* Como o seu cachorro, seu corpo aprende a alertar sobre a hora da alimentação, liberando enzimas e hormônios que ajudam a digestão. Comer na mesma hora todos os dias não apenas garante uma digestão correta, mas faz com que a vazante e o fluxo de seu metabolismo entrem em sincronia com seu Relógio-Mestre. Isso vale para os finais de semana também. Ao alterar seu ritmo habitual por apenas dois dias na semana, você causa *jet lag* social ao seu organismo. E vale lembrar que as funções naturais do corpo não respeitam dias da semana.
- *Faça um desjejum suave.* O período da manhã é quando seu corpo retoma seu modo diurno, mas ainda não atingiu seu ritmo total. Dê a seu sistema digestivo alimentos suaves, ou seja, um café da manhã leve e rico em nutrientes. Vitaminas batidas no liquidificador são uma ótima forma de nutrição máxima sem exigir demais da digestão. Outra opção que promove o sono é não fazer uma refeição matinal e seguir um protocolo de jejum intermitente, sobre o qual falaremos mais na página 164.
- *Faça sua maior refeição ao meio-dia.* Seu sistema digestivo está preparado para receber a maior parte de seu combustível no meio do dia, entre 10h e 14h. Alimente seu organismo com um *brunch* ou almoço robusto (idealmente com alimentos integrais e muitos vegetais) que forneça a maior parte da nutrição do dia. Isso aliviará a necessidade de comer à noite, quando a chama digestiva começa a diminuir.
- *Redefina o jantar.* Comer uma grande refeição à noite é uma ideia relativamente nova e à qual atribuímos muito

sentimentalismo. Sim, é um bom momento para socializar e refletir sobre o dia — e isso não precisa mudar —, mas comer muito tarde não fará nenhum bem à sua digestão — ou à sua cintura. Quando o sol começa a se pôr, o trato digestivo se prepara para o turno da noite. Portanto, quanto mais tarde você comer, maior será a chance de que sua comida não seja digerida adequadamente, levando a consequências como refluxo ácido, cólicas e problemas digestivos. Isso também faz seu sistema digestivo trabalhar horas extras, proporcionando um sono menos reparador e distorcendo o equilíbrio da microflora que habita o intestino à noite (gerando um sono pior). Além disso, quando fazemos a maior refeição do dia à noite, induzimos o corpo a produzir grelina, o hormônio da fome, quando sua produção normalmente deveria estar diminuindo. Em última análise, isso treina seu corpo para ficar com fome quando não deveria e interrompe um ritmo hormonal importante, além de fazer com que ele armazene gordura abdominal.

Na verdade, seu corpo prefere jejuar para dormir, assim poderá priorizar a recuperação e a reconstrução durante o sono — em vez de trabalhar após jantar. Portanto, a questão principal é: fazer uma refeição leve à noite, ao menos duas a três horas antes de ir para a cama. Melhor ainda, quatro horas. E se você comer tarde da noite, não fique acordado tentando atingir a marca das duas horas. Vá para a cama e comece do zero no dia seguinte.

## DÊ UM DESCANSO À SUA DIGESTÃO: JEJUM NOTURNO

Resumindo, jejuns periódicos são uma regra para os humanos — antigamente não tínhamos *delivery* de comida. E agora sabemos que ficar intencionalmente um curto período sem comer — também conhecido como jejum intermitente — é benéfico por uma série de razões:

- Seu sistema digestivo fica mais resistente quando não precisa digerir comida o tempo todo.
- Ajuda o metabolismo e os hormônios a se ressincronizarem em um ciclo de 24 horas.
- Incentiva seu metabolismo a queimar a gordura armazenada no corpo.
- Permite ao corpo experimentar um período mais longo de baixa insulina no sangue, recebendo um sinal para queimar energia e manter a insulina baixa (o oposto do que acontece quando ingerimos um fluxo contínuo de alimentos).
- É um grande exemplo de *hormesis*, ou uma maneira de estimular seu corpo com delicadeza, a fim de promover desintoxicação, renovação e reparação de energias.
- Ativa a autofagia, um processo de reparo celular em todo o corpo que remove os resíduos das células e elimina inflamações, retarda o envelhecimento e otimiza a função das mitocôndrias; proporciona maior proteção contra doenças e melhora a aparência geral.

Mas o mais importante ao jejuar à noite — e atingir a marca ideal de 16 horas entre as refeições — é ressincronizarmos o ritmo na alimentação. Atrasar a primeira refeição até que a digestão e o metabolismo estejam mais fortes nos ajuda a jantar mais cedo e menos. Após fazer sua última refeição do dia, tenha uma boa noite de descanso e acorde — você já realizou o jejum, está feito. E ao deixar seu corpo agir à noite, dando-lhe um descanso melhor e mais profundo, seu Relógio-Mestre e todos os outros relógios interiores ficam muito, muito felizes.

Essencialmente, o jejum noturno é muito parecido com um bom sono. Os benefícios terapêuticos abrangem todo o corpo e levam a mudanças positivas colaterais, como perda de peso, regulação metabólica, estabilização da taxa de açúcar no sangue, diminuição da pressão arterial e aparência e sensação de juventude.

Existem muitas metodologias de jejum (também chamadas de "jejum intermitente" ou "alimentação com restrição de tempo"), mas vamos manter as coisas simples:

- Apenas espere por cerca de 16 horas entre sua última refeição do dia 1 e sua primeira refeição do dia 2. Se terminar o jantar às 20h, "quebre o jejum" por volta das 12h do dia seguinte. Se jantar às 18h, sua próxima refeição será por volta das 10h (estudos mostram que após 16 horas é quando a autofagia, o mecanismo de autolimpeza do corpo, entra em ação).
- Se for necessário, aumente com o tempo. Comece com 12 horas (o ideal para uma boa digestão e uma desintoxicação durante a noite) e aumente a partir daí. Lembre-se de que você estará dormindo por 8 dessas horas!
- Jejue de uma a duas vezes por semana para as medidas

preventivas básicas. Faça isso todos os dias para efeitos duradouros. Faça o que for melhor para você; não precisa ser tudo ou nada.
- Não se preocupe em se exercitar na parte da manhã com o estômago vazio. Mas malhar depois de acordar pode ser benéfico, pois leva o corpo a queimar a gordura armazenada para obter energia, em vez da glicose da comida.
- Beba água. Ou, como segunda melhor opção, chá. A terceira melhor seria café preto — e, se você realmente precisar, adicione um pouco de gordura pura, como óleo MCT (triglicerídeos de cadeia média), creme ou alternativas de leite sem açúcar, que não acionam a produção de insulina da mesma forma que o açúcar ou o leite. Água é o ideal porque qualquer coisa além dela acionará seu fígado e a autofagia cessará. Mas há um contra-argumento de que, contanto que não se acione uma resposta à insulina (o que acontece com os carboidratos), ainda estaremos tecnicamente em jejum.
- Pare agora com o açúcar. Abandonar alimentos açucarados tornará seu jejum mais fácil. Muitas pessoas acham que omitir todos os grãos e às vezes as leguminosas de sua dieta também ajuda. É por isso que o Reset (página 257) é um ótimo momento para introduzir o jejum noturno.
- Evite todas as dicas acima se você estiver grávida, amamentando, tomando vários medicamentos, se for atleta em treinamento rigoroso, tiver baixo peso (IMC <18,5) ou tiver idade inferior a 18. Além disso, se sentir um estresse extremo ou pertubação emocional, amenize com a (embora pelo tempo mínimo necessário) *hormesis* — seu corpo não precisa da carga extra agora. Como sempre, sinta-se à vontade para consultar seu médico se tiver alguma dúvida.

## EXPERIMENTE UMA SONECA SÓBRIA

Nós, e muitos cientistas, podemos dizer com autoridade: o álcool é terrível para o sono. Pode parecer que aquela taça de vinho nos ajuda a ficar bem e mais sonolentos, mas consumir bebida alcoólica à noite pode atrapalhar nosso ciclo de sono. A bebida faz com que acordemos várias vezes durante a noite (muitas vezes imperceptivelmente, exceto se precisarmos ir ao banheiro) e nos impede de entrar nos estágios mais profundos do sono, o que é um grande obstáculo em muitas das práticas de restauração do corpo. Além disso, quando acordamos, ainda nos sentimos cansados, apesar de talvez ter passado um tempo razoável na cama. Isso, então, nos impele a procurar subterfúgios por não estarmos devidamente descansados, como desejar açúcar e carboidratos para uma rápida dose de energia e compensar com cafeína o fato de não conseguir fazer exercícios — e tudo isso atrapalhará a próxima noite de sono, e assim por diante.

**A conclusão**

Quanto mais você bebe — e quanto mais perto estiver da hora de dormir —, mais o seu sono será prejudicado. Mesmo duas doses por dia são suficientes para criar uma perturbação do sono que se estende além do ciclo de 24 horas da ingestão.

## Nossas recomendações

### *Viva em sua plenitude, mas seja adulto*

Entendemos que um drinque é uma boa maneira de comemorar com os amigos ou acompanhar uma refeição, ou talvez até faça parte de seu trabalho. Apenas pedimos que considere os efeitos que podem estar afetando seu sono e então faça uma escolha madura. Após o Reset (página 257), que não exige álcool, você pode descobrir que não sente falta. Ou pelo menos terá uma ideia de como investigar se o álcool é ou não um problema para seu sono.

### *Considere a hora do dia em que você está bebendo*

Estudos demonstraram que o corpo pode processar álcool com mais eficácia, assim como alimentos, em determinados momentos do dia.[53] Acontece que seu corpo está sintonizado com o *happy hour* e metaboliza melhor o álcool do início ao meio da noite. Ele é menos equipado para lidar com álcool pela manhã, o que talvez qualquer pessoa depois de um *brunch* com três mimosas poderia lhe dizer.

### *E considere o tipo de álcool*

Se possível, opte por uma opção de baixo teor de carboidratos e açúcar. A tequila de alta qualidade (sem as misturas açucaradas), quando feita com 100% de agave, tende a não provocar o mesmo efeito de ressaca que outros licores. Vodka e gin também são boas opções. Mas achamos que o melhor, mais limpo e pró-sono virá de algo um pouco mais à base de ervas. (Consulte "Baseado em fatos reais," página 182, e "Tome um calmante [natural]," página 195).

## **Dormir sob efeito**

Apesar de seu uso popular como sonífero — estima-se que 20% das pessoas confiam no álcool de alguma forma como uma ajuda antes de dormir —, bebidas alcoólicas nos mantêm acordados a noite toda de várias maneiras:

- Em primeiro lugar, o álcool altera a homeostase do sono, que é como o corpo administra a necessidade de dormir de acordo com o tempo que você está acordado. Para fazer isso, seu corpo usa adenosina, uma substância química produzida no cérebro. Quanto mais tempo acordado, mais adenosina acumulada. E quanto mais adenosina acumulada, mais ela bloqueia outros elementos químicos que estimulam a vigília e aumentam a "pressão do sono", que é o desejo biológico de dormir que vai aumentando com o passar do dia. O álcool eleva artificialmente seus níveis de adenosina, substituindo o acúmulo natural de seu corpo. Isso libera prematuramente a válvula de alívio da pressão do sono e prejudica seu ciclo natural de sono-vigília.
- Conforme o álcool é metabolizado pelo fígado, seus efeitos sedativos se dissipam e o corpo sofre o "efeito rebote". Isso inclui uma mudança do sono mais profundo para o mais leve, incluindo mais despertares e, por fim, menos tempo em sono de ondas lentas e, potencialmente, REM.
- O álcool suprime a produção de melatonina, que é essencial para seu corpo diferenciar o dia da noite.

A pesquisa indica que mesmo uma dose moderada de álcool até uma hora antes de dormir pode reduzir a produção de melatonina em quase 20%.[54]
- Vinho, cerveja e misturas açucaradas são ricos em carboidratos e se transformam em açúcar no corpo. Quando o açúcar no sangue diminui no meio da noite, isso causa uma resposta ao estresse no corpo, o que interrompe o sono.
- Beber antes de dormir induz padrões de sono de ondas lentas ou atividade delta. Isso é bom para dormir. Mas também ativa a atividade alfa, que é maior do que o comprimento de onda no qual descansamos silenciosamente, mas acordados. Essas duas configurações entram em conflito uma com a outra e, em última instância, inibem o sono restaurador.
- O álcool faz com que todo o corpo relaxe, incluindo os músculos da garganta, o que agrava problemas respiratórios como ronco e apneia do sono.
- Pessoas que bebem álcool tarde da noite — mesmo em pequenas quantidades — são potencialmente menos propensas a responder a sinais de luz importantes pela manhã, o que perturba ainda mais o Relógio-Mestre.[55]

## CONTROLE A CAFEÍNA

Todos sabemos que você está cansado, se arrastando, confuso e precisa de um impulso. O que poderia ser mais convidativo do que cafeína, uma das drogas mais perfeitas que a natureza já criou? Ela fornece uma segunda (terceira ou quarta) marcha quase instantânea, sua mente fica afiada como um *laser* e potencialmente ajuda a queimar mais calorias na academia. Mas e quando se trata de dormir? A maior decepção. Esse era um dos maiores obstáculos de Neil — ele adorava café. Mas consumi-lo o dia todo bagunçava seu ritmo.

A cafeína é um estimulante, e ela nos anima bloqueando os receptores no cérebro que reconhecem um neurotransmissor indutor do sono, a adenosina, que se acumula em nosso sistema conforme acumulamos horas de vigília, criando a pressão ou a vontade de dormir. A cafeína basicamente impede que isso aconteça, fazendo o cérebro acreditar que não está cansado. Mas, quanto mais tempo a cafeína bloqueia a adenosina, mais ela se acumula em nosso sistema. Quando os efeitos da cafeína finalmente passam, toda a adenosina acumulada retorna ao cérebro, nos deixando ainda mais cansados que antes de tomar aquela xícara de café/chá preto/bebida energética. (E não é à toa que chamam isso de "capotar".) Além disso, a cafeína também inibe a produção de melatonina, ainda mais do que a luz natural. Portanto, agora você precisa de cafeína para acordar e funcionar, o que o deixa mais cansado e faz com que precise de mais cafeína — isso também é conhecido como "ciclo de causalidade da cafeína".

Se quiser melhorar seu sono, será preciso quebrar esse ciclo e reiniciar o ritmo. A maneira de fazer isso é ser mais inteligente sobre a quantidade de cafeína ingerida e quando:

- **A última cafeína.** Recomendamos que seu último gole de cafeína seja no máximo às 13h. A cafeína tem meia-vida de aproximadamente cinco a sete horas, isso significa que, cinco a sete horas depois de tomar uma xícara de café, metade da cafeína ainda estará em seu corpo. Se seu metabolismo for lento (veja a seguir), pode demorar ainda mais.
- **Tente cortar.** Há uma diferença entre aquele café com leite de 200 ml e um espresso de 50 ml no que diz respeito à quantidade de tempo que o corpo leva para metabolizar toda sua cafeína. Para Neil, uma ótima solução foi mudar para Americanos com 50% de cafeína, pois ele ainda precisava beber café o dia todo, mas então com apenas 45 a 75 mg de cafeína por vez (pois trata-se de uma dose com cafeína e outra de descafeinado). Mesmo três a quatro Americanos semidescafeinados por dia chegariam a cerca de 150 mg no total, contra 500 a 600 mg dos normais. Recomendamos manter sua ingestão diária total em 400 miligramas ou menos, o equivalente a quatro xícaras de café de 240 ml. No entanto, se seu metabolismo for lento, é melhor reduzir essas doses. Você também pode procurar uma fonte alternativa, como L-teanina, um aminoácido que aumenta a concentração quando tomado como um suplemento ou consumido no chá verde.
- **Fique atento à cafeína oculta.** A cafeína aparece em diversos lugares, especialmente no chocolate e em certos medicamentos. Essas fontes entram em sua contagem diária total.
- **Procure não se enganar.** Ao sentir-se mal depois de beber cafeína — provavelmente porque seu metabolismo é lento — pergunte-se imediatamente por que ainda a está tomando,

sobretudo quando ela afeta seu sono à noite. Você descobrirá que, ao seguir seu protocolo para dormir melhor, sentirá cada vez menos necessidade de usar a muleta da cafeína.

> ### QUAL É SEU TIPO DE METABOLISMO PARA CAFEÍNA?
>
> Uma nova pesquisa sobre como processamos a cafeína revelou que existem dois tipos de pessoas: aquelas que metabolizam a cafeína rapidamente (e podem tomar uma dose de café antes de dormir sem problemas) e as que metabolizam lentamente (aquelas que tomam uma xícara de café pela manhã e se sentem ansiosas e nervosas o dia todo). Isso depende de qual "gene da cafeína" você carrega:
>
> **O CYP1A2** codifica uma enzima que ajuda a quebrar a cafeína e contribui para sua metabolização mais rápida.
>
> **CYP1A2 * 1F** é uma mutação do CYP1A2 e faz praticamente o oposto, resultando na metabolização mais lenta da cafeína.
>
> O teste de genoma (como aqueles oferecidos por 23andMe, 3x4 Genetics, Genelex e Gene Planet) pode dizer em qual campo você se enquadra, mas também é possível descobrir com um autodiagnóstico: verifique como se sente física, mental e emocionalmente algumas horas depois de ingerir cafeína. Metabolismos lentos tendem a parecer mais tensos (às vezes por até nove horas!), enquanto seus colegas mais rápidos ficam mais enérgicos e alertas.

## PARE DE FUMAR AGORA

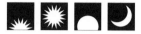

Vamos direto ao assunto: além de todas as coisas terríveis que o fumo causa (enfisema, bronquite crônica, asma, doença cardíaca, ataque cardíaco, derrame, envelhecimento precoce, câncer oral, câncer de pulmão e câncer de rim, além do cheiro de cinzeiro), ele também trabalha ativamente contra seu sono. A nicotina — encontrada tanto nos cigarros como nos cartuchos de vaporização — é um estimulante com efeitos relacionados à supressão do sono profundo. A pesquisa mostra que fumantes passam mais tempo em sono leve do que não fumantes, privando-se dos benefícios do sono de ondas lentas. Portanto, reserve as inspirações profundas para relaxar.

A abstinência da nicotina também está ligada à diminuição da qualidade do sono, mas é um revés temporário que seu novo protocolo de sono compensará em breve.

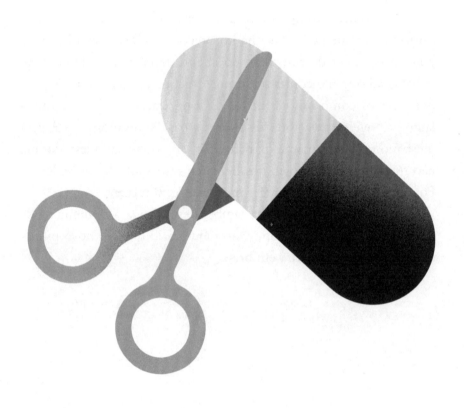

## REVEJA SUA MEDICAÇÃO

Ter uma noite de sono melhor pode ser tão simples quanto reduzir ou eliminar a dosagem de seus medicamentos prescritos e de venda livre. Muitos dos efeitos colaterais desses medicamentos interferem no sono direta e indiretamente. Por exemplo, medicamentos para pressão alta e asma podem causar insônia, e alguns medicamentos para resfriado, tosse e gripe perturbam seu ciclo de sono-vigília, causando sonolência durante o dia. Enquanto isso, muitos medicamentos como IBP, antibióticos e ISRIs (inibidores seletivos de recaptação de serotonina) estressam seu intestino, desequilibram seu microbioma, desregulam seus hormônios e aumentam a inflamação[56] — todos causam problemas de sono posteriores.

Ao tomar um medicamento, ele tem algum efeito. Ele não age isoladamente, apenas visando o mal que você deseja. Em vez disso, ele muda toda uma paisagem interior e interrompe ou desativa certos processos naturais. Como resultado, há efeitos colaterais, como ganho de peso e alterações de humor, dores de cabeça e problemas digestivos, ritmos cardíacos anormais e aumento da pressão arterial. Todos esses efeitos prejudicam sua saúde, alteram seus ritmos naturais e afetam seu sono. Na verdade, um estudo publicado em uma importante revista médica descobriu que quase 65% dos efeitos colaterais encontrados em testes de medicamentos são deixados de fora dos relatórios que os médicos usam para tomar decisões sobre o tratamento.

Não somos antimedicamentos. Mas somos contra não buscar a raiz dos problemas de saúde. E, como é o caso de muitos medicamentos, eles geralmente são prescritos para tratar os sintomas aparentes, não o problema em si. Sim, alguns medicamentos podem salvar vidas em situações críticas, mas, na maioria das vezes, acabam causando mais danos do que benefícios. Diversas pesquisas apontam que, em muitos casos, a dieta, os suplementos, o alívio do estresse e a melhora do sono são mais eficazes do que qualquer remédio.

Isso nos remete ao que apresentamos na introdução deste livro: se as folhas de uma árvore começam a amarelar, não adianta pintá-las de verde. Não podemos apenas controlar os sintomas e chamar isso de cura. Em vez disso, vamos à raiz do problema para entender por que as folhas estão amarelando. O mesmo vale para seu protocolo de sono melhor — sono ruim é um sintoma de problemas subjacentes que precisam ser resolvidos, além de às vezes ser o problema-raiz dos outros sintomas. De qualquer forma, a solução não é pegar três Zolpidem e encerrar o dia, mas sim reavaliar sua dieta, seu estilo de vida e ambiente para sincronizar o ritmo. Isso também se aplica ao tratamento dos problemas de saúde com medicamentos. Por sorte, muitas dessas condições podem ser mitigadas com sucesso por meio de dieta, estilo de vida, meio ambiente e — isso mesmo — um sono melhor.

---

**NOTÓRIOS REMÉDIOS DESREGULADORES DO SONO**

- Antiarrítmicos (para problemas de ritmo cardíaco)
- Betabloqueadores (para pressão alta)
- Clonidina (para pressão alta)
- Corticosteroides (para inflamação ou asma)
- Diuréticos (para pressão alta)
- Medicamentos para tosse, resfriado e gripe que contenham álcool
- Medicamentos para dor de cabeça e analgésicos que contêm cafeína
- Produtos de reposição de nicotina
- Anti-histamínicos sedativos (para resfriados e alergias)

> - ISRSs (para depressão ou ansiedade)
> - Estimulantes simpaticomiméticos (para transtorno de déficit de atenção)
> - Teofilina (para asma)
> - Hormônio tireoidiano (para hipotireoidismo)[57]

## Prescrevendo seu sono

- Pesquise as causas básicas das condições que afetam sua saúde. Leia sobre tratamentos alternativos para essas questões — que podem ser realizados em conjunto com a medicação ou em substituição a elas — para que você desenvolva uma estratégia independente e baseada em informações.
- Nunca pare de tomar um medicamento por conta própria. Em vez disso, faça um inventário de todos os medicamentos em uso atualmente e fale com seu médico.
  - O que este medicamento faz?
  - Este medicamento tem o objetivo de curar minha condição subjacente?
  - Quais são os potenciais efeitos colaterais negativos?
  - Quais são as evidências de que este medicamento é realmente eficaz?
  - Existem alternativas naturais que eu possa tentar primeiro?
- Encontre outro profissional. Se seu médico não está disposto a explorar métodos alternativos, talvez você queira procurar alguém que esteja. Os médicos da medicina funcional são treinados para pesquisar as causas básicas em seus pacientes e muitas vezes tentam mudanças na dieta e estilo de vida antes

de prescrever medicamentos. Pode ser mais caro do que um clínico geral tradicional, mas muitos trabalharão com você e seu orçamento para criar um protocolo ideal.

---

**CASOS EM QUE DIETA, EXERCÍCIOS, ALÍVIO DO ESTRESSE, MEDICINA ALTERNATIVA E SUPLEMENTOS PODEM FUNCIONAR MELHOR QUE MEDICAMENTOS**

Pressão arterial moderadamente alta (uma leitura sistólica consistente entre 140 e 160)

Doença arterial coronária

Açúcar no sangue moderadamente alto e precoce — diabetes tipo 2

Artrite

Dores e incômodos

Infecções respiratórias virais superiores

Resfriados e sinusites

Prevenção e tratamento da enxaqueca e dor de cabeça crônica

Azia e refluxo ácido (doença do refluxo gastresofágico — DRGE)

Síndrome do intestino irritável (SCI)

Acne, psoríase, eczema e muitas outras doenças de pele

Depressão leve e moderada

Ansiedade leve e moderada

Diversas doenças autoimunes

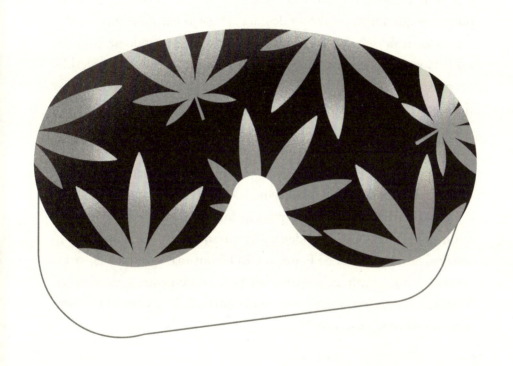

## BASEADO EM FATOS REAIS

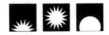

Usar um pouco de maconha/cannabis/erva/beque é a nova ordem dos médicos — embora no caso a ideia seja sarar mais do que chapar. Agora há evidências científicas crescentes de que os benefícios dessa planta — que muitas tradições de cura antigas já reconheciam — vão muito além de seu uso recreativo, especialmente quando se trata de sono. Gostamos de pensar na maconha como a "antidroga" preferida — pois é um anti-inflamatório, antibacteriano, antiespasmódico, antioxidante, anticonvulsivante, antidepressivo, antipsicótico, antitumoral e ansiolítico. Sem mencionar que não traz nenhum dos riscos potenciais comuns — de ingredientes tóxicos a efeitos colaterais e risco de overdose ou dependência física — que seus equivalentes farmacêuticos apresentam. O conselho médico agora reconhece que alguns compostos ativos da cannabis (principalmente o canabidiol, também conhecido como CBD) podem aliviar insônia, estresse, ansiedade e inflamações. Na clínica de Frank, o CBD é uma das "prescrições" mais comuns para dormir, principalmente por ser calmante, segura, eficaz e natural. Considere a maconha como uma adição muito útil ao seu armário de remédios naturais.

### O que é CBD?

O CBD é um dos mais de cem compostos, conhecidos como canabinoides, encontrados na planta da maconha. Ao contrário do outro composto prevalente na maconha, o THC ou o tetraidrocanabinol, o CBD não causa efeitos psicoativos nem muda o estado de espírito de uma pessoa. O que o CBD parece fazer, entretanto, é estimular nosso sistema endocanabinoide. Essa fábrica interna de bem-estar regula nosso equilíbrio interno, estimula a cura do corpo, melhora nosso humor, modula a ansiedade e o medo, fortalece a imunidade, promove a fertilidade e a saúde reprodutiva e nos ajuda a suportar o estresse. Nosso próprio corpo produz endocanabinoides (responsáveis por coisas como "euforia do corredor"), e esse sistema é estimulado e se fortalece quando trazemos fontes externas como CBD ou THC.

## A diferença entre o CBD e o THC

Simplificando, o THC deixa você chapado e o CBD não. O CBD funciona indiretamente com o sistema endocanabinoide, enquanto o THC atua mais diretamente. Embora ambos os compostos tenham seus méritos, o CBD e o THC se dão melhor como uma equipe, trabalhando juntos para aumentar seus respectivos poderes curativos. Por exemplo, o CBD pode aumentar as habilidades analgésicas e anticâncer do THC, enquanto reduz suas qualidades que alteram a percepção. O CBD mantém os níveis elevados de THC na extremidade inferior do espectro, permitindo que os pacientes tenham uma experiência mais duradoura, relaxante, mas não tóxica. Embora o THC tenha muitos benefícios terapêuticos — incluindo o alívio do estresse e da ansiedade, que podem dificultar o sono —, seus efeitos colaterais psicoativos o tornam menos útil para a vida diária, e há algumas evidências clínicas de que pode reduzir o sono REM. O CBD, por outro lado, pode ser um tratamento diário ideal. Também destacamos que o CBD, quando produzido por uma fazenda de cânhamo certificada e extraído do cânhamo não psicoativo, é legal em todos os Estados Unidos. Dito isso, se o THC já faz parte de sua vida e você não pretende largar dele, opte pelas cepas mais calmantes à noite, deixando as sativas mais estimulantes e energizantes para o dia. Mas, se após uma noite inteira de sono ainda não se sentir bem descansado, considere adotar o CBD para fins de relaxamento.

## O que procurar em um produto de CBD?

Existem milhares de produtos de CBD no mercado agora, e sua qualidade e concentração variam muito. Por isso, comprar de fontes confiáveis é sempre a melhor escolha. Algumas das marcas de que gostamos, aqui nos Estados Unidos, são Charlotte's Web, The Alchemist's Kitchen, Lord Jones e Flora + Bast. Mas, em geral, sugerimos procurar fabricantes locais que:

- utilizem plantas orgânicas ou contenham o mínimo possível de pesticidas e produtos químicos em seus produtos;
- extraiam o óleo usando processos sem solvente;
- enviem seus produtos para testes de terceiros e publiquem seus resultados.

Além disso, lembre-se de que o CBD e o THC funcionam melhor juntos, portanto o THC também estará presente na maioria dos produtos de CBD em proporções legais (geralmente menos de 3%). Isso ajuda a aumentar os efeitos medicinais sem induzir a um "barato", embora alguma sensação de maior relaxamento possa ser um efeito colateral agradável.

## Como tomar o CBD?

**Formas:**

*Óleos e infusões:* gotas sob a língua levam o CBD diretamente à corrente sanguínea, embora os efeitos demorem de 30 a 90 minutos.
*Sprays:* são semelhantes às infusões e administrados por via sublingual.
*Cápsulas e comprimidos em gel:* excelentes para iniciantes, pois oferecem dosagem consistente e confiável, embora sejam um método de efeito mais lento.
*Gummies/comestíveis:* são deliciosos, mas com sistema mais lento (e muitas vezes contêm outros aditivos como açúcar).
*Adesivos:* normalmente a forma mais concentrada de CBD, são ideais para liberação prolongada diretamente para a corrente sanguínea.
*Fumaça/vaporização:* é o método com efeito mais rápido, mas os produtos para vaporizares têm qualidade inconsistente, alguns contendo aditivos pouco saudáveis.

**Dosagem**

A dosagem que Frank recomenda para auxiliar o sono é de 40 a 160 mg de CBD por dia. Mas a quantidade de CBD ideal para cada um depende do tipo de corpo, de sua tolerância e da concentração do produto. Para ajustar a dosagem é necessário realizar testes e experiências, mas o risco de exagerar é muito baixo — somente algo acima de 20.000 mg de óleo de CBD em um curto período poderia ter algum efeito tóxico em seu organismo — e, mesmo assim, sem as consequências de alteração mental, como no caso de excesso de THC. Inicie com a recomendação mínima de dosagem por alguns dias e aumente lentamente até obter os resultados desejados. Se sentir efeitos como agitação, diarreia ou náusea, será uma indicação de que a dosagem está muito alta.

## O CBD tem interações medicamentosas potenciais e efeitos colaterais?

Estudos em pequena escala descobriram que o CBD é seguro e bem tolerado em uma variedade de doses. Mas se você estiver tomando remédios regularmente, com ou sem prescrição médica, é melhor consultar seu médico sobre o CBD antes de mais nada, pois produtos com CBD podem interferir na capacidade do organismo de metabolizar alguns medicamentos.

Os efeitos colaterais do CBD são mínimos e controláveis, com alguns relatos de fadiga leve, alterações no peso ou no apetite e/ou diarreia. Para a maioria dos que o usam, independentemente da dose, o CBD não tem impacto significativo no sistema nervoso central, nos sinais vitais ou no humor.

# ILUMINE SUA VITAMINA D

A vitamina D — o micronutriente crucial que obtemos do sol — é muito importante para nossa saúde, mas é quase esquecida pelos médicos tradicionais. Numerosos estudos demonstraram que a deficiência de vitamina D está presente em quase todos os principais problemas crônicos, incluindo infertilidade, TPM, depressão, transtorno afetivo sazonal, hipertensão, diabetes, respostas imunológicas desreguladas e doenças autoimunes, Parkinson, esclerose múltipla, Alzheimer e câncer. E sabemos que ela também está relacionada a uma série de problemas de sono, incluindo perturbações, insônia e má qualidade geral do sono.[58]

É altamente recomendável se informar sobre a vitamina D. Faça um exame (ou teste você mesmo) e, em seguida, trabalhe com seu médico para desenvolver um plano e aumentar seus níveis até o ponto adequado. Seu sono (e sua saúde) dependem disso!

**Então, qual é o D do problema?**

A vitamina D é o que muitos chamam de vitamina do sol, mas na verdade ela é um esteroide com atividades semelhantes aos hormônios que regulam as funções de mais de 200 genes, sendo essencial para nosso crescimento, desenvolvimento e nossa saúde contínua. Uma pequena quantidade dela vem dos alimentos que comemos, e nosso corpo é capaz de sintetizar um pouco a partir do sol. Mas milhões de nós têm deficiência dessa vitamina, principalmente aqueles que passam a maior parte dos dias em ambientes fechados e longe do sol. E embora possa não parecer grande coisa, a deficiência de vitamina D é considerada por muitos especialistas como uma epidemia invisível que pode levar a inúmeras doenças graves. Uma vez que a vitamina D está envolvida no apoio a funções essenciais, como imunidade e prevenção do câncer, bem como saúde neurológica, cardiovascular e óssea, é fácil entender a gravidade do problema.

### De 40 a 75% das pessoas têm deficiência de vitamina D

Estima-se que 1 bilhão de pessoas no planeta sejam deficientes em vitamina D, e muitas delas estão no norte dos Estados Unidos. Elas incluem:

- **Pessoas com estilo de vida em ambientes fechados** ou que passam a maior parte do tempo com pouca exposição à luz solar.
- **Habitantes do norte,** ou aqueles que vivem no hemisfério norte.
- **Pessoas de pele mais escura** frequentemente têm deficiência de vitamina D, pois precisam de mais sol para obter a mesma quantidade de vitamina que pessoas de pele clara.
- **Encobertos**, ou aqueles que mantêm a pele "protegida" com roupas da cabeça aos pés, ou se lambuzam com protetor solar, evitando a exposição solar necessária para a pele sintetizar e produzir a vitamina D.
- **Pessoas mais velhas** têm pele mais fina e capacidade reduzida de produzir vitamina D, portanto mais de 50% desses indivíduos têm maior vulnerabilidade à deficiência.

- **Pessoas com sobrepeso/obesas e com excesso de gordura corporal.**
- **Pessoas com problemas intestinais**, cujos microbiomas podem não ser capazes de absorver vitamina D suficientemente.
- **Mulheres grávidas**, cujas necessidades de vitamina D são maiores.

## Faça o teste

O Vitamin D Council (Conselho da Vitamina D), recurso útil e um grupo de defesa que se dedica a disseminar a conscientização sobre a deficiência de vitamina D, oferece um *kit* a preços razoáveis para testar seus níveis. Use os resultados como um guia para você e seu médico desenvolverem um plano apropriado à sua condição. Outro motivo que justifica trabalhar com seu médico, em vez de monitorar os níveis por conta própria, é a prevenção contra possíveis interações com medicamentos, por exemplo, remédios para baixar o colesterol, corticosteroides e medicamentos para convulsões.

## Como interpretar os resultados

Lembre seu médico de que você procura atingir os níveis ideais, não apenas os limítrofes. A maioria dos clínicos gerais procura uma leitura "adequada" de um nível sérico de vitamina D 25-OH maior que 20 ng/ml, mas Frank e a maioria de seus colegas integrativos sabem que esse número é baixo. Então, quais são os números a serem alcançados? Uma faixa ideal de 50 a 80 ng/ml é sua meta.

## Nunca mais seja D-ficiente: uma solução simples

Se ir ao Equador não é uma possibilidade, há outras maneiras de controlar seu nível de vitamina D e elevá-lo para reforçar sua saúde, não importa onde você more:

- **Verifique seu nível** duas vezes por ano, de preferência na primavera e no outono.
- **Exponha sua pele ao sol** com responsabilidade, é claro. Mesmo 15 minutos por dia ao meio-dia sem protetor solar podem ajudar a aumentar os níveis, dependendo de seu tom de pele. Para ajudá-lo a monitorar a exposição ao sol, escolha um dispositivo SunFriend ou experimente um aplicativo que faça esse tipo de monitoramento para que você se mantenha saudável.
- **Se a exposição ao sol não for uma opção, busque suplementos.** Existem duas opções: Vitamina D3 (colecalciferol), que é o tipo de vitamina D que seu corpo produz em resposta à exposição ao sol, e vitamina D2 (ergocalciferol), uma forma sintética. Prefira vitamina D3 e evite a vitamina D2.
- Tome um suplemento de vitamina D3 (de preferência combinado com vitamina K2) com uma refeição que inclua gordura saudável. Como a vitamina D é solúvel em gordura, essa combinação é necessária para que seja absorvida. Na experiência de Frank, a maioria das pessoas precisa de algo entre 2.000 e 10.000 unidades/dia, dependendo de seus níveis sanguíneos.
- **Fique atento a sintomas** como gosto metálico na boca, aumento da sede, coceira na pele, dores musculares,

frequência urinária, náusea, diarreia e/ou constipação — todos podem ser sinais de que sua dose de D3 está alta, apesar de ser algo muito raro.

## MELATONINA: PRODUZA, NÃO FINJA

Existe um grande mito — muitos pacientes do Frank e milhões de outros acreditavam nisso — de que tomar um comprimido de melatonina é uma forma inofensiva e eficaz de dormir melhor. O problema é que a melatonina é um *hormônio*, não uma vitamina ou um auxílio mágico para dormir. Como qualquer outra terapia hormonal (estrogênio, testosterona), um suplemento de melatonina introduz um bioquímico ativo em seu corpo e cria mudanças fisiológicas. Na verdade, Estados Unidos e Canadá são os únicos dois lugares no mundo onde se pode comprar um suplemento de melatonina sem prescrição. Em todos os outros países, somente com receita. Então, nos Estados Unidos, a melatonina não é regulamentada da mesma maneira como um medicamento farmacêutico seria no que diz respeito à qualidade e dosagem consistentes.

Um grande problema com a ingestão da melatonina sintética é que ela não se limita a apertar um botão em seu corpo para deixá-lo sonolento. Trata-se de um sinal químico para que seu corpo comece a se desligar durante o dia, iniciando uma cascata de eventos fisiológicos e funções metabólicas. Ao introduzir melatonina sintética no corpo, o efeito não será apenas sobre seus mecanismos de sono. Ela também pode afetar sua digestão e seu humor, entre outros efeitos.

Mas talvez o maior problema de tomar esse hormônio na forma

sintética é que ele pode interferir nos processos naturais da melatonina em seu corpo. Pesquisas apontam que tomar melatonina na hora errada ou em doses muito grandes pode dessensibilizar seus receptores de melatonina, interrompendo a capacidade do corpo de usá-la. Se você já tomou um suplemento de melatonina, talvez tenha percebido sua ação, pois são necessárias doses cada vez maiores ao longo do tempo para manter a eficácia.

Um suplemento de melatonina provavelmente não resolverá seus problemas subjacentes de sono. Se a dificuldade para dormir está relacionada à ansiedade, ao estresse ou ao intestino, a melatonina não o ajudará. E talvez não resolva nada, caso seus hábitos de sono sejam ruins.

Embora a melatonina que nossos corpos estão programados para produzir seja preferível em lugar de um isolado químico de laboratório de ciências, reconhecemos que existem algumas circunstâncias nas quais o uso direcionado e de curto prazo de um suplemento de melatonina pode ser útil.

Um suplemento de melatonina pode ser eficaz para você se:

**Tiver um problema crônico de ritmo do sono.** Pense em um suplemento de melatonina como rodinhas em uma bicicleta — uma maneira de introduzir temporariamente a melatonina na hora certa da noite até que você consiga entrar em um ritmo de sono consistente. Você pode tomar melatonina com segurança por pelo menos um ano, mas Frank recomenda tomá-la por um mês, priorizando a introdução em um ritmo consistente e, em seguida, reduzir o uso em duas semanas.

**Você for mais velho e tiver insônia.** Com a idade, às vezes experimentamos um declínio em nossa produção de melatonina endógena (interna). Um suplemento, aliado a novos hábitos que estimulam o sono e a produção de hormônios, pode dar um impulso ao seu sistema.

**Você precisa se ressincronizar devido à mudança de fuso horário ou ao horário de verão.** Um suplemento de melatonina pode ser útil para restabelecer um padrão de sono temporariamente interrompido. Neil usa um suplemento de modo estratégico para reajustar-se quando está viajando.

## Um suplemento mais seguro

**Dosagem:** A dose-padrão de 3 a 5 mg é muito mais do que precisamos para dormir. Mais não quer dizer melhor e, teoricamente, pode inibir a produção de melatonina endógena. Recomendamos de 0,5 a 1 mg de melatonina tomada de modo isolado, não como parte de uma mistura. Procure uma fórmula de liberação lenta (consulte a posologia a seguir).

**Qualidade do produto:** Na América do Norte, onde os suplementos de melatonina não são regulamentados, a qualidade do produto é uma preocupação. Prefira uma marca confiável como Thorne ou Naturemade.

**Posologia:** Ao tomar um suplemento de melatonina, o período certo é crucial, e a maioria das pessoas se engana quanto a isso. A melatonina tem meia-vida curta (cerca de 30 a 45 minutos), então tomar um comprimido de liberação-padrão na hora de dormir resulta em um pico muito cedo na noite. Em vez disso, para regular seu ritmo circadiano, é melhor deixar que seu corpo libere a melatonina de modo natural. Normalmente, os níveis naturais de melatonina são baixos no início da noite e aumentam de forma contínua até atingirem o pico no último terço do sono. É por isso que recomendamos tomar uma pílula com temporizador na hora de dormir ou uma pílula sublingual de liberação regular no meio da noite.

**Contraindicações:** Ao introduzir um hormônio ativo em seu corpo, esteja ciente de como isso pode afetar sua saúde, sobretudo se tiver uma doença crônica. Por exemplo, a The Arthritis Foundation (Fundação Artrite) desaconselha a melatonina para pacientes com doenças autoimunes, pois pode estimular a liberação de citocinas pró-inflamatórias. Recomendamos consultar seu médico antes de tomar um suplemento de melatonina.

## TOME UM CALMANTE (NATURAL)

Não somos fãs (para dizer o mínimo) da prescrição de soníferos, nem mesmo dos vendidos sem receita, pois acreditamos em alternativas naturais eficazes para recuperar seu ritmo mais facilmente. Assim como uma pílula nunca será a única solução para determinado problema de saúde, suplementos desse tipo não foram feitos para curar tudo, mas podem contribuir com seus outros esforços para melhorar o sono. Como muitos desses suplementos têm um efeito calmante sobre o sistema nervoso, eles também têm o benefício de amenizar problemas de sono subjacentes, como ansiedade ou estresse. A chave para descobrir qual deles é o melhor para você é a experimentação pessoal — experimente um de cada vez e veja o que funciona. Melhor ainda, use-os em conjunto com ferramentas de monitoramento do sono, para identificar qual suplemento o ajuda a dormir melhor.

### Magnésio

Muitas pessoas têm deficiência de magnésio, principalmente porque o estresse esgota nossas reservas desse mineral calmante. Frank é um grande fã de recomendar magnésio a seus pacientes, não apenas por ser o segredo para muitas funções do corpo, mas também por ajudar a acalmar o sistema nervoso. Existem alguns tipos diferentes de suplementos de magnésio. O ideal é encontrar um suplemento de L-treonato, que é uma das formas mais absorvíveis do mineral, além de ser capaz de cruzar a barreira hematoencefálica. O magnésio tamponado e o glicinato de magnésio também são formas recomendáveis; citrato ou óxido de magnésio é ideal se você também estiver constipado, porque é uma carga dupla de relaxante e laxante. O magnésio geralmente vem na forma de comprimido ou em pó, mas também está disponível como loções tópicas. Também sugerimos adicionar um pouco de sal de Epsom aos banhos de banheira ("Tome um banho quente", página 105), porque é uma forma de o magnésio ser absorvido pela pele.

Dose recomendada: de 300 a 500 mg à noite.

### L-teanina

Trata-se de um aminoácido encontrado no chá, e pode-se dizer que é como o Valium da natureza, pois acalma o sistema nervoso. Pode ser encontrado em uma mistura com outros compostos promotores do sono, como GABA, scutellaria, passiflora e magnólia.

Dose recomendada: de 100 a 200 mg à noite.

### Vitaminas B

B1, B2, B3, B6 e B12 contribuem para a manutenção de um sistema nervoso saudável, o que, por sua vez, ajuda a mitigar os efeitos do estresse no corpo, que também pode esgotar a quantidade de vitaminas B disponíveis, razão pela qual a suplementação não é uma má ideia. Procure uma vitamina B metilada com ácido fólico.

Dosagem recomendada: siga as instruções do fabricante.

### Glicina

Outro aminoácido produzido naturalmente, a glicina tem papel essencial no sistema nervoso. Estudos descobriram que, quando tomada de forma complementar antes de dormir, a glicina pode melhorar o sono em indivíduos com problemas crônicos para dormir.[59]

Dose recomendada: de 3 a 5 gramas à noite.

### Fosfatidilserina

Esse fosfolipídeo é um componente importante em todas as membranas celulares e ajuda a equilibrar os níveis de cortisol do corpo. É um excelente suplemento se você está constantemente estressado, e muitas vezes vem em uma fórmula combinada com outras ervas atenuantes de resposta ao estresse, como magnólia e ashwagandha.

Dose recomendada: de 200 a 400 mg por dia.

### Ervas adaptogênicas

Como o nome indica, essa classe de plantas ajuda o corpo a se adaptar ao estresse da vida. São como termostatos — energizam quando estamos cansados e relaxam quando estamos estressados (em outras palavras, são "bidirecionais"). Em vez de nos derrubarem como um sedativo, elas reduzem a produção de cortisol para os níveis apropriados ao descanso, ajudando a reequilibrar os sistemas nervoso simpático e parassimpático. Quando tomadas regularmente, podem nos ajudar a adormecer, permanecer dormindo e a dormir melhor. Dois adaptógenos em particular são ótimos para dormir: ashwagandha e reishi, que podem ser comprados em pó para misturar ao chá da noite.

Dosagens recomendadas:

Ashwagandha: de 500 a 1.000 mg por dia de um extrato padronizado em 2,5 a 5% com anolídeos pode reduzir a ansiedade e ajudar no sono de pessoas estressadas ou ansiosas.

Reishi: 1 a 2 gramas por dia como auxiliador do sono e sistema imunológico.

### L-triptofano

Nosso corpo converte esse aminoácido essencial em serotonina, que ajuda a regular o humor (combatendo principalmente a ansiedade) e o sono (fazendo com que peguemos no sono mais rápido). Frequentemente, o L-triptofano é encontrado em fórmulas fitoterápicas. No entanto, em algumas pessoas o L-triptofano pode ter o efeito contrário e mantê-las acordadas.

Dose recomendada: de 1 a 2 gramas à noite.

### Scutellaria

Um membro da família das mentas, esse botânico tem sido usado em práticas tradicionais de cura para problemas de sono e ansiedade. Agora sabemos que a scutellaria estimula o ácido gama-aminobutírico (GABA), um neurotransmissor que tem efeito calmante no sistema nervoso.

Dose recomendada: de 1 a 2 gramas à noite.

### Ervas chinesas e aiurvédicas

A medicina tradicional chinesa e a Aiurveda são práticas de cura tradicionais milenares, que usam ervas medicinais como parte de seu protocolo. Essas fórmulas à base de ervas são combinadas com cuidado e prescritas para a manutenção do ritmo — as ervas complementam uma à outra para que a fórmula trabalhe em consonância com a fisiologia do paciente. Devem ser usadas ao longo do tempo para criar um efeito cumulativo e em camadas, o que resgata nossa sincronia, abordando assim uma ampla gama de problemas de saúde. Existem fórmulas que podem ser particularmente benéficas para o sono, e recomendamos trabalhar com um profissional qualificado para criar um protocolo que atenda às suas necessidades específicas.

## GABA

O ácido gama-aminobutírico (GABA) é um aminoácido natural que funciona como uma espécie de segurança no cérebro, bloqueando ou inibindo os sinais cerebrais com o intuito de acalmar o sistema nervoso. Isso ajuda a conter o estresse e os sentimentos de ansiedade ou medo, ao mesmo tempo que estimula o relaxamento e facilita um sono reparador. Medicamentos para dormir e ansiolíticos (como Valium, Lunesta e Xanax) atuam visando o próprio sistema GABA para aumentar a sedação e o sono, uma vez que a baixa atividade do GABA está ligada à insônia e ao sono interrompido. O GABA pode ser obtido por meio de dieta, em especial em alimentos fermentados como kimchi, missô e tempê, bem como no chá preto e oolong, mas há também suplementos que o contêm.

Dose recomendada: de 300 a 660 mg à noite.

## *Raiz valeriana*

Desde tempos antigos, é uma planta usada para promover relaxamento e sono e contém uma série de compostos que podem reduzir a ansiedade e promover o sono, incluindo ácido valerênico, que inibe a quebra do GABA no cérebro, resultando em sensações de calma e tranquilidade (da mesma forma que os medicamentos ansiolíticos e os remédios para dormir, mas com muito mais segurança). A pesquisa sugere que consumir raiz de valeriana pode melhorar a capacidade de adormecer, bem como a qualidade e quantidade do sono.

Dose recomendada: de 300 a 600 mg à noite.

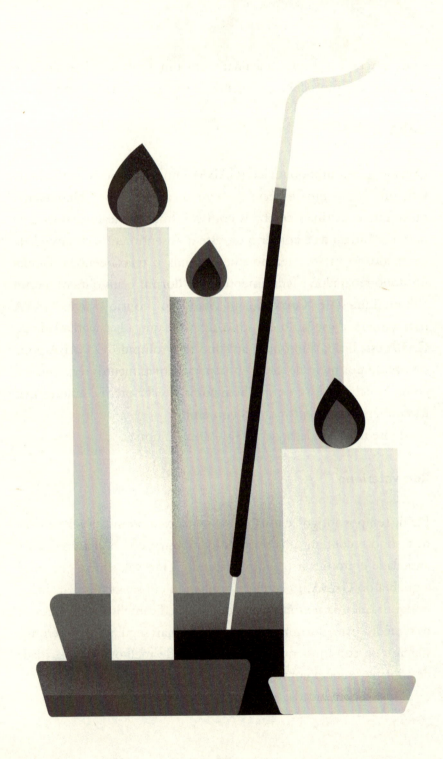

CAPÍTULO 7

# O SANTUÁRIO DO SONO

Depois de tomar medidas para curar problemas de saúde subjacentes que afetam seu sono, adote uma programação que defina o ritmo e abrace novos hábitos diários para ter noites de sono melhores. Embora essas ações sejam a base de seu sucesso, não permitiremos que você se forme na faculdade da soneca sem um curso de preparação do lugar para dormir.

O ambiente noturno desempenha um papel importante em seu ritmo, pois pode interferir (ou incentivar) em coisas como a produção de melatonina e os benefícios restauradores do sono de ondas lentas. Prestar atenção a fatores como a temperatura de seu quarto, aromas suaves, a qualidade de sua cama ou a sincronia com seu parceiro não é apenas pauta de artigos de revistas de fofoca. Tornar seu quarto um santuário do sono tampouco precisa ser complicado ou caro. Com alguns ajustes muito simples, o espaço poderá ser tão relaxante quanto curativo.

O ambiente ideal para dormir não é diferente de nossos primeiros quartos em cavernas — escuro, fresco e silencioso. Claro, hoje podemos fazer um pouco melhor, tornando-o extremamente confortável, com um colchão que apóie suas articulações e evite que dores o mantenham acordado, uma roupa de cama respirável — que não retém muito calor — e travesseiros que, além de todos os itens acima, também mantenham sua respiração ideal e, caso necessário, resolvam algum problema de ronco. Adicione alguns óleos essenciais, luz de velas e ruído branco, e você terá o casulo perfeito para receber e preservar o sono.

**Atenção**

Ao seguir as sugestões deste capítulo o resultado será um refúgio para dormir tão relaxante que você vai desejar passar o máximo de tempo nele. Não se entregue! Um dos segredos para descansar melhor à noite é reservar a cama apenas para duas funções: dormir e fazer sexo. Mas sinta-se à vontade para aplicar muitas das dicas a seguir a outros cômodos de sua casa — o que só trará benefícios para sua saúde e felicidade.

## DEFINA O CLIMA

Como visto nos capítulos "Sincronize-se com o Sol" (página 91) e "Deitando-se junto com o Sol" (página 95), o corpo depende de indicativos da luz para definir seu ritmo dia-noite. Recapitulação rápida: ao expor suas células fotossensíveis à luz artificial noturna, ocorre o retardamento da liberação da melatonina, o que interfere na qualidade e duração do sono e prejudica nosso ciclo. É por isso que remover outras fontes de luz de seu quarto é essencial para melhorar seu sono. Você descobrirá que esses ajustes não só aumentam a quantidade de tempo em que você dorme, mas também ajudam a criar um ambiente relaxante que torna a ida para a cama uma tarefa mais prazerosa.

## Desconecte aparelhos eletrônicos desnecessários em seu quarto

Até as pequenas luzes que piscam em um roteador, um decodificador e um filtro de linha são suficientes para inibir a produção de melatonina. Se puder, retire o máximo desses itens de seu quarto e substitua qualquer outro equipamento eletrônico que produza luz (em especial aquele despertador digital extremamente luminoso) por uma versão mais simples, sem luzes, ou por lâmpadas que aumentem seu brilho de maneira gradativa pela manhã ("A luz certa na hora certa", página 94). Ao remover esses itens, você também reduzirá os CEM (campos eletromagnéticos) em seu santuário (mais sobre o assunto na página 219). E, se não for possível mover ou cobrir os componentes eletrônicos geradores de luz (uma fita isolante pode ser útil), considere dormir com uma máscara nos olhos.

## Cortinas blecaute

A menos que você esteja morando em uma área rural com pouca poluição luminosa, é provável que algum tipo de luz entre pela sua janela. Cortinas que bloqueiam a luz — mesmo uma cortina simples e fácil de pendurar — é uma maneira eficaz de garantir o *status* de caverna. Se não for possível cobrir as janelas, usar máscara para os olhos é uma alternativa.

Lembre-se de que, ao bloquear toda a luz exterior, você também evita a importante dose de luz solar estimulante do cérebro que chega pela manhã. Abra as cortinas imediatamente ao acordar, para que seu relógio orgânico permaneça regulado. Ou, se dormir com máscara para os olhos, tente investir em uma que gradualmente o exponha à luz, como a Illumy.

## Leia como se fosse 1999

Ler na cama é um dos grandes prazeres da vida. Se você é um leitor noturno, desligue seus eletrônicos (sem desculpas) e volte ao tradicional livro de papel, não um leitor eletrônico. Utilize um abajur pequeno com lâmpada âmbar da menor potência que encontrar. Lembre-se, porém, de que, embora seja ótimo se envolver com um bom romance depois de um longo dia, também é importante relaxar de modo adequado antes de dormir.

Se você não abre mão do seu *e-reader*, considere comprar um filtro *bluelight* ou um par de óculos com lentes âmbar bloqueadoras de luz azul e mantenha a luz em seu dispositivo na calibragem mais fraca, sem causar fadiga ocular. Ler em uma sala suavemente iluminada, em oposição à escuridão total, também ajudará a aliviar o fardo de seus olhos.

## Sua melatonina de bom humor

Seu quarto deve estar escuro não apenas no momento em que você vai se deitar. É preciso relaxar o corpo para o sono, o que inclui as duas ou três horas que antecedem a hora de dormir. Neil fazia isso assistindo TV deitado na cama. Afinal, ele cresceu — como muitos de nós — adormecendo no sofá com a TV ligada. Quando tirou a TV do quarto, no entanto, instituiu um toque de recolher para o horário de tela e começou a passar algum tempo antes de dormir relaxando em seu quarto sem a incômoda luz azul.

Lembre-se de que luzes mais fortes que um abajur podem atrapalhar a melatonina, portanto tente substituir as lâmpadas fortes do teto por luzes mais fracas, como velas (a variedade sem chama é ótima para qualquer casa com crianças ou animais de estimação que tendem a derrubar coisas). Somos grandes fãs de lâmpadas de luz quente que diminuem progressivamente (como a Casper e a Hatch Restore), bem como lâmpadas de sal do Himalaia, que emitem um brilho rosa suave e quente e acredita-se que ajudem a purificar o ar e a equilibrar a radiação eletromagnética (ambos fatores que melhoram o sono).

### Ilumine seu caminho com suavidade

Acender a luz do banheiro no meio da noite é uma ótima maneira de confundir seu ciclo de sono. Em vez disso, experimente uma luz noturna com lâmpada vermelha de baixa potência, pois é mais amigável para a melatonina. Ou instale uma vela sem chama em um canto do banheiro. Nem é preciso dizer, mas, seja lá o que fizer, não use a lanterna do telefone para encontrar o caminho.

### Não descuide da hidratação

Neil descobriu que uma forma de proteger seu santuário do sono é deixar um copo de água na mesa de cabeceira. Ele, como muitos, ocasionalmente acorda com sede, mas tem preguiça de sair da cama (sem mencionar o fato de que, caso se levante, pode ser mais difícil voltar a dormir, ainda mais para quem já tem esse problema). Um copo ao alcance do braço significa matar a sede sem matar o sono.

## **FIQUE FRIO**

Seu corpo esfria à noite e se aquece durante o dia, um fluxo cíclico natural que reflete nossa relação circadiana com o sol. Também é funcional — o corpo passa por mudanças à noite para facilitar o sono, o incluindo uma queda no açúcar do sangue e na frequência cardíaca, que reduzem a temperatura do corpo e cérebro. E, por causa da ciência, sabemos que isso faz uma grande diferença na qualidade do sono: um estudo de 2012 confirmou que muito calor à noite pode levar a atrasos e interrupções no sono,[60] e pessoas que dormem em ambientes quentes podem ter níveis elevados de cortisol pela manhã, isso porque um quarto quente compete contra o processo de resfriamento natural do corpo e prejudica o ciclo do sono. A insônia é associada a uma falha nos ciclos de regulação do calor corporal, o que significa que o corpo não consegue se resfriar quando precisa (um efeito colateral familiar da gravidez e da menopausa). Pessoas que dormem em ambientes frios, por outro lado, foram observadas em estudos e se apresentaram mais alertas na manhã seguinte.

**O que dizem os especialistas:**

A faixa de temperatura ideal para seu quarto é de 18°C a 20°C — embora haja opiniões discrepantes afirmando dever ser, pelo menos no inverno, de 18°C.

**Nossa opinião:**

Busque o mais frio possível sem se sentir desconfortável, mas também mantenha as estações do ano em mente.

No inverno, dê uma pausa no termostato (uma vantagem eficiente e ecologicamente correta em seu protocolo para um sono melhor) e deixe a temperatura da casa diminuir de forma natural. Use mais cobertores ou use meias, que são maneiras mais precisas de regular sua temperatura. (Se quiser, use um gorro, mas acho que não precisamos chegar a tanto.)

No verão, entretanto, evite ligar o ar-condicionado. Em vez disso, resfrie seu quarto com um ventilador e mude para lençóis mais permeáveis ("Faça sua cama", página 208). Você também descobrirá que, ao ajustar sua dieta de acordo com seu protocolo de sono (especialmente cortando açúcar e álcool) — e, por extensão, eliminar inflamações crônicas e/ou desequilíbrios hormonais, sua temperatura central já estará mais baixa.

**Misture um pouco de tecnologia:**

Neil tem acompanhado o desenvolvimento de empresas como BedJet, Chillipad e Ooler, com seus aquecedores de camas e almofadas refrigeradoras. Eles vêm com dois lados adaptáveis; portanto, caso divida a cama com alguém, cada um terá seu próprio microclima ideal.

---

### DURMA MELHOR E SALVE O PLANETA

Entre profissionais da medicina, atualmente é aceito de maneira ampla que há uma ligação entre o aquecimento global e o aumento dos problemas de saúde. À medida que usamos mais e mais energia derivada de combustíveis fósseis, o planeta esquenta e a necessidade de resfriamento em nossos corpos aumenta e contribui para inflamações crônicas, o que aumenta ainda mais a temperatura

> central do corpo. Esse é um lembrete alarmante de que nosso ambiente interno é um reflexo direto de nosso ambiente externo — não é possível sermos mais saudáveis que nosso próprio planeta.

## FAÇA SUA CAMA

Se dormir é uma das coisas mais — senão a mais — importantes que fazemos por nossa saúde, então a cama e tudo o que usamos para dormir são os equipamentos mais importantes à disposição. E, sem querermos nos gabar, um de nós é especialista nesse assunto. Como a equipe da Casper gosta de dizer, "Pense em sua cama como um atleta pensaria em seu equipamento: você treinaria para uma maratona com o mesmo par de tênis que usou nos últimos 10 anos? Iria para a aula de *spinning* com uma calça de lã, ou jogaria futebol americano com protetores tão usados que já estão sem forma e macios? Então, por que ir para a cama com um colchão que não aguenta suas costas, lençóis que retêm muito calor e um travesseiro que deixa seu pescoço sem apoio e suas vias respiratórias parcialmente bloqueadas?". Realmente não há desculpa. Graças a uma série de grandes fabricantes de colchões e travesseiros que disponibilizam seus produtos diretamente ao consumidor, além de grandes varejistas que oferecem uma ampla seleção de roupas de cama de qualidade, você pode investir em seu bem-estar e sono sem fazer muito esforço e estourar o orçamento.

Quando se trata de arrumar a cama para dormir melhor, aqui está o evangelho de Neil:

## O colchão

Em primeiro lugar, vamos dissipar um dos maiores mitos sobre colchões: firmeza e sustentação não são a mesma coisa. Se seu colchão devesse ser firme como o chão para melhor apoiar suas costas, então seria melhor dormir no chão. Sorte sua que não é o caso.

Ao procurar um colchão de sustentação, o ideal é experimentá-lo por mais de cinco minutos na loja. Os músculos das costas se ajustam ao novo colchão nos primeiros 35 ou 45 dias, evoluindo em conjunto com a cama. E experimentá-lo por esse período também indicará se seu colchão tem um microclima confortável (ou seja, não aquece muito) e se amortece os movimentos de seu parceiro, se for o caso. (Mas talvez você não queira um colchão que amorteça movimentos — coisas como a espuma viscoelástica podem ser ótimas para as costas, mas talvez não ofereçam elasticidade suficiente para outras atividades que você realiza em sua cama.) A questão principal, portanto, é: você não saberá se um colchão é o ideal para você antes de um *test-drive* de cerca de um mês.

E por falar em *test-drive*, todos deveriam comprar colchão da mesma forma que compram um carro. Se passamos pelo menos oito horas por dia em nossa cama, muito mais do que costumamos ficar dentro de um carro, então seria inteligente levar isso em consideração e priorizar esse investimento. Você não precisa necessariamente de um colchão de crina feito à mão para ter a melhor noite de sono — da mesma forma que não precisa de um Bugatti para ir ao supermercado —, mas os Toyotas e Audis de colchões vão render melhores resultados do que um modelo popular. Um colchão mais barato provavelmente não fornecerá a sustentação de que você precisa e provavelmente será feito com espuma de células fechadas que, além de prender o ar quente e criar um microclima com excesso de calor, não é muito saudável para respirar a noite toda.

Isso levanta outra questão importante: quando se trata de comprar um colchão "mais saudável" — ou que emita menos VOCs (compostos orgânicos voláteis ou produtos químicos com efeitos adversos à saúde) —, esteja ciente de que existe uma boa quantidade de "greenwashing"[i] no mercado de colchões. São alegações sobre informações não regulamentadas e muitas vezes infundadas, como chamar um produto de "verde" porque contém óleo de melaleuca (ainda não sabemos como isso contribui para uma noite de sono melhor) ou colocar uma bela imagem de uma folha verde no *site* da empresa. A grande maioria dos colchões não é certificada como orgânica porque contém algum tipo de espuma à base de poliuretano em seu interior. Se não lhe agradar, procure por um colchão com certificação orgânica oficial (como Oeko-Tex Standard ou Certipure) ou deixe seu colchão arejar por um dia com as janelas abertas antes de dormir nele. No caso de colchões comprimidos na fábrica antes de serem enviados, a maioria dos VOCs são expelidos antes da entrega final, mas ainda é uma boa ideia arejá-los à medida que são inflados novamente, sobretudo se você for sensível a quaisquer odores que possam permanecer da produção ou do envio.

Depois de 7 a 10 anos — ou sempre que você notar que seu colchão perdeu a sustentação ou está esquentando mais que o normal (em geral como resultado de nossos resíduos orgânicos, absorvidos pelos colchões) — recomece tudo do zero! Nesse ínterim, considere usar um protetor de colchão permeável — e até aspirar o colchão ocasionalmente — para mantê-lo limpo e relativamente livre de materiais orgânicos.

---

i  Greenwashing é uma expressão que define a manobra publicitária de usar a preservação ambiental como forma de apelo ao consumidor. A Lavagem Verde (em português) é usada por corporações que promovem discursos, anúncios, ações e propagandas, em que se autointitulam ecologicamente corretas e sustentáveis.

## Os travesseiros

Além do colchão, um travesseiro é fundamental para o alinhamento da coluna vertebral e consequentemente menos dores e desconforto, o que, por sua vez, leva a menos interrupções do sono (sem contar uma melhor qualidade de vida). Ao se deitar sobre um travesseiro, ele deve apoiar seu pescoço e mantê-lo em linha reta com a coluna. Não se preocupe em encontrar um travesseiro para um "estilo" pessoal (se dorme de lado, de costas, ou de bruços). O que descobrimos em nossa pesquisa na Casper é que as pessoas, em média, mudam de posição cerca de vinte vezes por noite. Seu travesseiro deve apoiá-lo, não importa o modo como você dorme.

Existem muitas opções de materiais de enchimento, e devemos pesar os prós e contras: as fibras naturais (lã, sumaúma, trigo sarraceno) podem ser mais caras e tendem a não ser tão favoráveis quanto as sintéticas. Sintéticos (viscoelásticos, microfibra) são mais baratos e podem dar uma sustentação muito boa, mas ainda são sintéticos — e você estará essencialmente dormindo com plástico próximo à sua cabeça (embora, é claro, seja possível encontrar esses travesseiros envoltos em materiais naturais e até orgânicos). E há as penas, que é um produto de qualidade, mas não é hipoalergênico, podendo causar problemas para alguém com sensibilidade.

Outra consideração é se ele pode ser lavado na máquina. Sua cabeça basicamente sua no travesseiro a noite toda, todas as noites (é nojento, mas é verdade). Esse suor é depositado no travesseiro. Jogá-lo na máquina de lavar de vez em quando não é má ideia, em especial se você for sensível a poeira e pelos de animais de estimação. Você também pode usar um protetor de travesseiro, mas lembre-se de que — assim como os protetores de colchão — qualquer coisa feita para conter outras impedem um fluxo de ar ideal.

### Os lençóis

Primeiro, vamos eliminar o mito de que os lençóis de mil fios dos hotéis são o padrão ouro. Esse tecido apenas retém ar quente e umidade. Procure um com número menor de fios, idealmente de 200 a 400, com uma trama mais aberta que permita ao ar circular. Sempre busque materiais naturais como linho, algodão e seda. Eles proporcionam uma noite mais fresca do que os materiais sintéticos, que retêm calor e umidade e evitam que a temperatura central diminua como deveria.

### Os cobertores

Pense em seus cobertores como se fossem suas roupas — camadas! Isso lhe dará mais flexibilidade para alcançar o máximo conforto durante a noite. Em vez de apostar tudo em um edredom maior e mais fofo com um enchimento pesado (que também o deixará bem quente), considere um edredom leve junto com uma colcha ou um cobertor de algodão (ou os dois). Em seguida, adicione ou retire camadas conforme necessário. Na Europa, os casais tendem a ter seu próprio conjunto de roupas de cama para que cada um crie seu próprio clima de sono. Se você ou a pessoa com quem dorme tende a usar menos cobertas, pense em comprar um edredom grande e leve e dois cobertores menores (e do mesmo tamanho) para cada um dos lados. Seja qual for sua escolha, lembre-se da regra acima: prefira fibras naturais respiráveis (algodão, linho, lã — se você não for alérgico) em vez de sintéticas.

E não se esqueça de mudar com as estações. Não há uma regra que diga para fazer a cama da mesma maneira o ano todo. Você deseja mais respiro e leveza no verão (como um cobertor fino de algodão ou um lençol de linho) e mais conforto térmico no inverno, que é quando a estratégia em camadas é útil.

### Sugestão extra: um cobertor pesado

Cobertores pesados tornaram-se muito populares devido ao seu potencial para aliviar a ansiedade e a insônia, tornando mais fácil adormecer. Eles são projetados para fornecer pressão de toque profundo — essencialmente criam o efeito de um abraço firme e reconfortante. Esse tipo de pressão aumenta a serotonina, que tem um efeito calmante e também é a precursora da melatonina. Além disso, a sensação de estar abraçado pode estimular a produção de oxitocinas, hormônios de bem-estar que podem aliviar a dor e o estresse e, ao mesmo tempo, apoiar o sistema imunológico. Tudo isso contribui para uma noite de sono melhor e pode ser particularmente útil se você ou seus filhos sofrem de TDAH, autismo ou distúrbios de processamento sensorial.

### Tire o cobertor elétrico da tomada

Ele representa risco de incêndio, é feito com retardadores de chamas prejudiciais à saúde, interfere no ritmo da temperatura corporal noturna e cria exposição contínua aos campos eletromagnéticos do sono (ou CEMs, sobre os quais falaremos na próxima seção) — tudo isso são obstáculos para seus novos objetivos noturnos.

## QUE TAL UM BALANÇO?

Não estamos falando da versão dos parquinhos. Dois novos estudos sugerem que nossos cérebros são evolutivamente programados para responder ao balanço. De acordo com descobertas recentes, descansar enquanto se balança em uma rede nos ajuda (tanto pessoas que historicamente tiveram problemas para dormir como aquelas que não os tiveram) a adormecer mais rapidamente, a alcançar um sono profundo com mais rapidez, a dormir de modo mais profundo e manter um sono profundo por um período de tempo mais longo. Além disso, também acordamos com uma melhor formação da memória de longo prazo.

Embora a notícia de que balançar suavemente é um sedativo poderoso não seja exatamente uma novidade (pergunte aos pais de bebês e a qualquer pessoa que pegue no sono em viagens de carro), pesquisadores conseguiram explicar por que isso acontece: ao se balançar ritmicamente enquanto dormimos, sincronizamos as ondas na parte do cérebro relacionada à consolidação do sono e da memória. Esse tipo potente de manipulação do sistema pode ser muito útil quando se tem dificuldade para adormecer, sobretudo porque será um salto em sua jornada para dormir melhor, o que lhe dará uma boa dose de otimismo, fazendo-o acreditar que pode e irá, de fato, ter um bom sono de novo. Se você tiver espaço, tente adicionar uma rede em seu quintal para uma soneca (página 243), ou até mesmo passar uma noite na natureza (página 113) como um retiro de relaxamento. Existem várias opções de redes com estrutura própria, sem necessidade de ganchos. Alguns varejistas também vendem redes e "balanços" que podem ser suspensos no teto com uma boa fixação.

## DURMA COMO UMA PEDRA

Fomos projetados para dormir em silêncio; afinal, o mundo costumava ser um lugar muito mais tranquilo. Mas agora a maioria de nós está sujeita à poluição sonora, seja externa (caminhões de lixo, construção, trânsito) ou interna (seu parceiro, vizinhos, o cachorro). Para criar o refúgio de sono definitivo, você deve pensar em duas coisas: remover sons perturbadores e criar camadas de sons suaves e promotores do sono.

### Criando silêncio

Uma das maneiras mais simples e baratas de bloquear ruídos é usar protetores auriculares. Versões mais macias, que a maioria das pessoas acha confortável para dormir, são encontradas com facilidade. Porém, se isso não for desejável ou possível (como é o caso daqueles que precisam ouvir à noite, como pais de bebês), tente usar ruído branco. Esse suave efeito é composto de todas as diferentes frequências de som, tornando-o ideal para mascarar outros ruídos. Compre uma máquina de ruído branco (gostamos da versão de Dohm, que usa um ventilador para criar um som sibilante suave), baixe um aplicativo (ótimo sobretudo em viagens) ou simplesmente use um ventilador.

### Uma trilha sonora sonífera

Algumas pessoas gostam de substituir os ruídos comuns por um som ambiente, como ondas do mar, gongos ou som de chuva. Não há uma maneira certa ou errada de mixar seus ritmos do sono, desde que você consiga adormecer e permanecer assim.

## *Fazendo ondas*

Uma terceira opção é experimentar um som que sincronize suas ondas cerebrais com aquelas de relaxamento e sono profundos. Chamados de batidas binaurais, esses sons são produzidos pela combinação de duas frequências ligeiramente diferentes, que fazem o cérebro "sintonizar" em um único tom percebido. Isso faz com que a atividade das ondas cerebrais diminua e nos ajuda a relaxar, a nos sentirmos menos ansiosos e, por extensão, a adormecer com mais facilidade e a dormir de modo mais profundo. Embora exista uma nova tecnologia que coloca esses comprimentos de onda em camadas de sons suaves (como os que podemos baixar do Monroe Institute ou em aplicativos como Pzizz ou Brain.fm), você também pode utilizar fontes tradicionais de cura sonora. Durante séculos, as pessoas usaram instrumentos vibracionais — como didgeridoos aborígines e tigelas cantantes do Tibete — para induzir um estado meditativo e "banhar" o corpo em reverberações que proporcionam benefícios restauradores. Faixas desses sons podem ser baixadas para ouvir enquanto adormecemos (ou para meditação, página 135). Você pode também procurar um médico ou consultório que ofereça banhos sonoros.

### HACKEAMENTO NEUROACÚSTICO

Cada vez mais temos ouvido sobre pessoas que usam uma nova tecnologia para reduzir o estresse e suavizar o início do sono, especialmente para suplementar protocolos de saúde e estilo de vida. O primeiro é chamado NuCalm, que afirma relaxar o cérebro e o corpo em minutos. É uma mistura de *hardware* e *software* que combina frequências eletromagnéticas com trilhas sonoras binaurais patenteadas, conhecidas como "*software* neuroacústico". Essas trilhas liberam

> seu corpo das garras da resposta ao estresse e aumentam a quantidade de GABA em seu cérebro, o neurotransmissor de que o corpo precisa para fazer a transição para o sono com sucesso. Segundo afirma a NuCalm, quando você usa a máscara de bloqueio de luz e coloca um pequeno disco de frequência em seu pulso para ouvir as músicas ou os sons exclusivos, as frequências em seu corpo mudam enquanto seu cérebro entra em ondas alfa e teta profundamente relaxantes — prática semelhante, em teoria, a da medicina tradicional chinesa, que tenta redefinir frequências ou o Qi[ii] a fim de promover mudanças curativas. Após algumas experiências com a tecnologia, ambos nos sentimos um pouco mais relaxados. Em última instância concordamos que é uma experiência válida, caso você esteja interessado em uma tecnologia para sua gestão de estresse e sono.
>
> Uma opção mais barata é o Estimulador Fisher Wallace, aprovado pelo FDA para o tratamento de depressão, ansiedade e insônia. São eletrodos fixados nas laterais da cabeça por 20 minutos enquanto relaxa. A empresa afirma que estimula a produção de serotonina e de ondas alfa, enquanto reduz o cortisol.

### Manhãs melódicas

Tente incorporar música ou sons suaves à sua rotina de despertar. Um estudo recente indicou que, quando os participantes acordavam com uma música agradável, ficavam mais alertas, menos sonolentos e menos desorientados do que aqueles que acordaram sacudidos pelo som de alarmes mais ásperos.[61]

---

ii   Qi, segundo a medicina tradicional chinesa, é a energia vital que circula em nosso corpo.

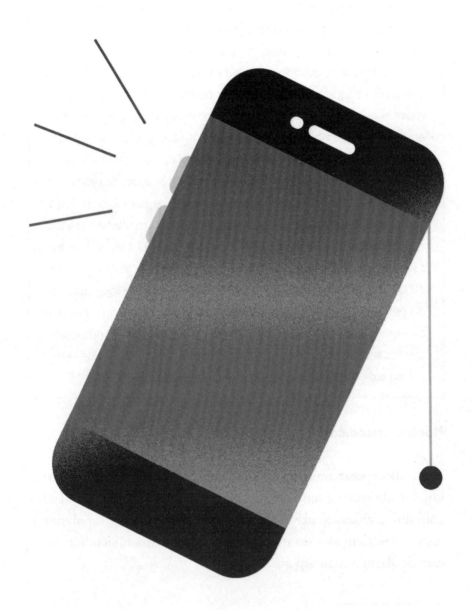

## QUE OS CEM SE LIXEM

Uma maneira poderosa de ajudar seu sono e sua saúde é se desconectar. É um fato científico que a radiação de qualquer coisa que use eletricidade e frequências de rádio — incluindo roteadores Wi-Fi, dispositivos Bluetooth, *smartphones*, geladeiras e carros inteligentes e até medidores inteligentes (sim, incluindo seu rastreador de sono, mas voltaremos a falar sobre isso) — são biologicamente perturbadores. Isso porque esses dispositivos emitem CEM, ou campos eletromagnéticos. Os CEM atuam no corpo de maneira semelhante à radiação da luz, estimulando as células a se comunicar e comportar de determinadas maneiras. Mas, assim como a luz artificial, essas frequências invisíveis criadas pelo homem têm a capacidade de "estressar" e, por fim, danificar a função celular. Graças à onipresença de nossa tecnologia sem fio, os CEM fazem isso dia e noite.

A medicina está apenas começando a entender como a exposição a CEM pode nos desequilibrar. No entanto, estudos já mostram que há uma conexão clara entre radiação sem fio e danos à nossa saúde, incluindo dores de cabeça, dificuldade de foco, ansiedade, depressão, fadiga, dores e irritabilidade, bem como efeitos ainda mais preocupantes, como alterações funcionais e estruturais do sistema reprodutivo, déficits de aprendizagem e memória, distúrbios neurológicos, danos genéticos e câncer. A Agência Internacional de Pesquisa do Câncer da Organização Mundial da Saúde (IARC) classificou a radiação de radiofrequência como um "possível carcinógeno" do Grupo 2B, embora pesquisas em andamento provavelmente atualizem essa designação. Mais recentemente, centenas de cientistas de mais de 40 países europeus assinaram uma petição à União Europeia para que suspenda a implantação da rede 5G devido a sérias preocupações sobre seu efeito nas pessoas, nas plantas e nos animais.[62]

Então, não é surpresa que, quando se trata de dormir, os campos eletromagnéticos são, em última análise, más notícias. Como os CEM são uma preocupação emergente, ainda não houve ampla pesquisa conduzida nessa área específica de nossa saúde, mas estudos descobriram que a exposição pode diminuir a produção de melatonina. Também sabemos que o corpo é mais vulnerável a essas frequências estressantes à noite, quando interrompem funções essenciais de descanso e reparo nesse período. E se suas células receptoras estão sendo alimentadas com informações além das que vem do grande e brilhante chefe celeste, isso provavelmente também embaralhará suas frequências de sono. Mas, embora ainda não tenhamos dados suficientes para dizer como essas frequências afetam o corpo ao tentarmos dormir, podemos dizer que quaisquer medidas tomadas para diminuir nossa exposição a elas ajudarão.

**Como se desconectar de CEM**

É impossível eliminar toda a nossa exposição a CEM, pois parte dela vem de fontes relativamente incontroláveis, como torres de comunicação e fiação elétrica doméstica. Mas podemos pelo menos diminuir a quantidade de radiação que interage com nosso corpo à noite, seguindo estes conselhos:

- Desligue o telefone ou, pelo menos, coloque-o no modo avião.
- Não carregue seu telefone perto da cama à noite. Se tiver de fazer isso em seu quarto, mantenha-o a pelo menos dois metros da cama.

- Desligue o roteador Wi-Fi.
- Se o seu *laptop* deve ficar no mesmo quarto que você, desligue-o ou pelo menos desative sua conexão sem fio.
- Mantenha todos os dispositivos eletrônicos em seu quarto a pelo menos dois metros de distância da cama.
- Durma em um colchão sem molas de metal. Elas podem ampliar os CEM.
- Se há uma parede com um disjuntor ou eletrodoméstico principal, mesmo que do outro lado, considere encontrar outro local para ele.

### E o My Sleep Tracker ou App?

Os CEM infelizmente não abrem exceções para a tecnologia que nos ajuda a dormir. Nesse caso, o propósito é o mais importante. Sugerimos que você utilize o que considerar melhor para ajudá-lo a dormir bem, mantendo o objetivo de não depender mais de aparelhos depois de um tempo. Use monitores de sono e aplicativos para ajudá-lo a começar, então considere fazer uma pausa ou removê-los de seu protocolo. Uma ótima maneira de compensar essa exposição adicional a CEM é adicionar algum método de aterramento ("Sinta a Terra se mover", página 115).

## LIMPE O AR

Há uma ligação entre a qualidade do ar que você respira e a qualidade do seu sono — expor-se à poluição, principalmente à noite, pode prejudicar o descanso. A poluição do ar irrita as vias respiratórias, causa congestão e desencadeia alergias, o que inibe a boa respiração profunda e rítmica do corpo, sem a qual ele não consegue relaxar nem receber oxigênio (um dos motivos pelos quais há uma conexão entre poluição do ar e apneia). Os pesquisadores também acreditam que é possível que partículas de ar possam entrar na corrente sanguínea e afetar a regulação do sono no cérebro. Embora esse pensamento ainda esteja no estágio da "associação" *versus* "causa e efeito", sabemos que a qualidade do ar desempenha um papel significativo em nossa saúde, com consequências em nosso sono.

Estudos mostraram que o ar de um ambiente interno pode, surpreendentemente, ser *de duas a cinco vezes* mais poluído do que o ar externo. Produtos de limpeza doméstica, cosméticos e gases de elementos como carpetes, roupas de cama e móveis (também conhecidos como compostos orgânicos voláteis ou VOCs) contribuem com produtos químicos transportados pelo ar e contaminam nosso ambiente. Para garantir que seu retiro de sono seja o mais saudável possível, tome medidas para desintoxicar o ar:

- Sempre que possível, abra as janelas para ventilar o ambiente.
- Tenha plantas que filtrem o ar. As plantas de interior podem absorver poluentes (incluindo VOCs) por meio de suas folhas e raízes.
- Invista em um purificador de ar de alta qualidade. Procure um que remova mais de 99% dos contaminantes maiores que 0,3 mícron, que são transportados pelo ar.
- Utilize um umidificador. Ele não remove as toxinas, mas pode melhorar a qualidade do ar e adicionar mais umidade a ele, o que ajuda a aumentar os elementos iônicos benéficos (mais sobre isso abaixo). Um umidificador também pode ajudar você a respirar melhor à noite, diminuir as chances de

pegar um resfriado ou uma gripe, além de fazer você acordar sentindo menos ressecamento pela manhã.
- Evite novas toxinas. Opte por roupas de cama, cortinas e tapetes feitos com fibras naturais, móveis de materiais naturais (madeira ou metal e não plástico ou MDF) e agentes de limpeza não tóxicos, sem fragrâncias sintéticas.

### Queima limpa

As velas são uma ótima maneira de introduzir luz quente e calmante sem alterar o ritmo. Mas nem todas as velas são iguais. Muitos produtos convencionais liberam uma série de produtos químicos quando queimados, o que pode agravar problemas respiratórios, entre outras questões de saúde. As ceras derivadas da parafina e do petróleo são ricas em toxinas quando queimadas, mesmo as de qualidade "premium". Fragrâncias sintéticas são alérgenos conhecidos e podem conter ftalatos (produtos químicos que podem alterar o equilíbrio de seus hormônios, um processo conhecido como desregulação endócrina). Procure uma vela 100% de soja ou de cera de abelha, feita com óleos essenciais de origem natural. Ou dispense os cheiros por completo — as velas de cera de abelha já têm um cheiro agradável e suave de mel.

---

**"ÍONVENCÍVEL"**

Revitalizar suas células com oxigênio não é o único benefício de respirar ar fresco. Quando inspiramos o ar, também recebemos íons carregados, que revigoram nossas células. Isso cria uma corrente elétrica que permite ao nosso sistema nervoso enviar sinais ao longo do corpo, afetando nossos movimentos, pensamentos, sensações e sono. Uma interrupção nessa carga de íons pode prejudicar a cadeia de comunicação e causar doenças. Os íons ativos também ajudam a limpar o ar, oxidando mofo, fungos, parasitas e gases químicos tóxicos. Além disso, se ligam à poeira, ao pólen e ao pelo de animais domésticos, tornando-os partículas maiores e mais fáceis de serem filtradas.

Movimento e umidade aumentam a carga iônica — lembre-se de como ficamos revitalizados após respirar perto de oceanos, rios, cachoeiras e montanhas. Mas, se o ar fica estagnado, os íons começam a perder sua carga. Porém, tudo o que você precisa fazer é colocar o ar em movimento, abrindo a janela ou ligando um ventilador. Investir em um ionizador de ar, especialmente nos meses de inverno, quando nos expomos menos ao ar livre, pode ser uma opção.

## FIQUE PERFUMADO

O que adicionamos ao ar do santuário do sono pode ser tão impactante quanto o que tiramos. O olfato é um sentido poderoso que se comunica diretamente com os centros de memória e emoção do cérebro. A antiga prática de usar fragrâncias para curar, agora chamada de aromaterapia, é um tratamento que envolve mente e corpo e tem sido amplamente estudado por seus benefícios no alívio do estresse, na redução de dores e na regulação do humor. Um conjunto de pesquisas mostrou que os óleos essenciais — óleos concentrados derivados de várias partes de uma planta — também podem melhorar a qualidade do sono e gerar alívio para o sono interrompido. Esse sonífero perfumado não é capaz de reconectar seu ritmo de sono por conta própria, sem outras mudanças no estilo de vida, mas é uma ferramenta muito útil para estimular o corpo a se adaptar a seu novo ciclo.

### Aromas soporíferos

Não importa quantas pesquisas comprovem o poder desses óleos (e há muitas), escolher o certo para você não é uma ciência exata. Sinta o aroma de alguns e veja de qual você mais gosta. O vencedor será a prescrição correta.

Lavanda
Gerânio
Jasmim
Rosa

Baunilha
Ilangue-ilangue
Sândalo†
Cítrico†

*† Esses cheiros podem ser calmantes para algumas pessoas, mas estimulantes para outras.*

## Como usar óleos essenciais

### Difusor

Os difusores vaporizam os óleos e enchem o ambiente com um aroma suave, mas eficaz, pois o processo de vaporização torna os óleos mais fáceis de inalar e absorver. Não é o mesmo que adicionar algumas gotas de óleo a um umidificador, pois isso pode degradar suas peças de plástico. Em vez disso, coloque uma ou duas gotas em uma bola de algodão posicionada na saída do vapor. Outras dicas de especialistas são não difundir por mais de 30 minutos (podem se tornar superestimulantes) e ficar atento às reações de seus animais domésticos (nem todos toleram bem os óleos, especialmente os gatos, que não têm a enzima hepática necessária para quebrar certos tipos de compostos).

### Spray

Combine de 4 a 5 gotas de óleo essencial com ½ xícara de água, adicione a um borrifador ou nebulizador e borrife pelo quarto e sobre a roupa de cama. Seja cauteloso ao borrifar a parte superior de seus travesseiros: contato excessivo com o óleo irrita a maioria dos tipos de pele.

### Toque

Aplique óleos essenciais em pontos de pressão, como os pulsos, atrás das orelhas e a região dos chacras, como o coração e a testa. Apenas lembre-se de que óleos muito concentrados e potencialmente irritantes como de coco, jojoba, amêndoa ou azeitona devem ser bem diluídos.

### Banho

Antes de ir para a cama, combine sua aromaterapia noturna com um banho de imersão ("Tome um banho quente", página 105). Adicione algumas gotas do óleo de sua escolha à água do banho quente, inspire, expire... suspire.

## REDEFINA A CONVERSA DE TRAVESSEIRO

Se você compartilha sua cama com alguém à noite, então essa pessoa também faz parte do seu santuário de sono. Na verdade, o ideal é que um faça parte do santuário do outro, compartilhando os mesmos hábitos e comportamentos que resultem em uma boa noite de sono para ambos. Mas talvez seja mais fácil dizer do que fazer: como Neil aprendeu conversando com milhares de casais compradores de colchão, uma cama costuma ser a maior proximidade que os casais compartilham um com o outro. E todo mundo tem suas peculiaridades noturnas (revirar-se, roncar), suas preferências (muitos cobertores, nenhum cobertor) e seus hábitos (televisão para dormir, *laptop* na cama, acordar cedo para ir à academia).

Não é à toa que uma pesquisa recente descobriu que quase um terço dos casais americanos estão interessados em um "divórcio noturno", ou seja, preferem dormir separados de seus parceiros. Dez por cento disseram que algum relacionamento anterior terminou devido a problemas de sono. Obviamente, somos a Equipe do Sono e apoiamos o que for preciso para conseguir um bom descanso, mas precisamos saber quais são as questões fundamentais do sono que estão separando casais. Talvez, se ambos lerem juntos os dois primeiros capítulos deste livro, isso possa ser o suficiente para sincronizar sua parceria. Por precaução, incluímos a seguir alguns problemas comuns que surgem para companheiros de cama.

Embora possamos oferecer soluções, é necessária uma conversa aberta e honesta sobre suas respectivas necessidades de sono e, em seguida, criar um ambiente para que isso aconteça. Abra-se a novas ideias, mesmo que pareçam estranhas no início — pense que tentar algo novo é preferível a dormir mal pelo resto da vida. Você pode ter um pouco mais de descanso — e um pouco mais de paixão — entre os lençóis.

**Problema 1:**

**Não têm o mesmo ritmo de sono.** Um de vocês é mais produtivo tarde da noite (ou apenas assiste TV), enquanto o outro gosta de dormir cedo. Um gosta de começar o dia cedo, mas o outro não funciona antes das 10h. Cronotipos diferentes — preferências geneticamente codificadas para quando dormir e acordar — são reais ("Abrace seu cronotipo", página 88), mas ao ler o Capítulo 4 você descobrirá maneiras de ajustar seus ritmos de sono para que fiquem um pouco mais em sincronia. Quanto mais o casal se comprometerem com horários consistentes de sono que coincidam com o ciclo dia-noite, melhor.

**Problema 2:**

**Não têm a mesma higiene do sono.** Felizmente, este livro é o recurso perfeito (pelo menos acreditamos nisso) para argumentar a favor da obtenção de mais vitamina ZZZ. Compartilhe com seu parceiro(a) os pontos do Capítulo 1 (particularmente da seção "O corpo sem ritmo", página 39) que você acha que podem se aplicar a ele. Ou, melhor ainda, incentive ela a leitura do livro. Vocês podem então comparar os hábitos do sono que parecem melhores/mais relevantes e criar uma metodologia comum para dormirem bem.

**Problema 3:**

**Ronco.** Chega de sofrer em silêncio (ou, neste caso, com os efeitos sonoros de motosserra) ou de chutar sua companhia para fora da cama (ou ser expulso(a)). Existem toneladas de ótimos aparelhos no mercado que ajudam com o problema do ronco; consulte "Silencie seu ronco" (página 106) e faça sua escolha. E, como também mencionamos, há uma grande chance de que as mudanças de dieta abordadas no Capítulo 6 (sobretudo cortar o açúcar e os laticínios e reduzir o consumo de álcool) diminuam esse incômodo de modo significativo.

**Problema 4:**

**Ficando com calor ou frio.** É bastante irreal esperar que você e seu parceiro tenham o mesmo microclima. Alguns de nós dormem melhor em temperaturas mais frias e preferem dormir nus, com nada além de um lençol leve, mas outros amam a sensação de um moletom aconchegante e um edredom fofo. Se um casal não compartilha a preferência pelo mesmo tipo de cama, pense em fazer o que os europeus fazem: dividir. Muitos casais optam por juntar duas camas de solteiro, com dois lençóis separados, criando dois microclimas diferentes. Isso também pode ser útil se um de vocês luta contra o ronco e quer um colchão que eleve a cabeça sem incomodar o outro. Como alternativa, você pode fazer a cama com um cobertor grande e leve e, em seguida, usar cobertores pesados para cobrir apenas um lado.

**Problema 5:**

**Quartos muito pequenos.** Conchinhas à parte, precisamos de espaço para dormir. Isso ocorre principalmente porque dormir próximo a outro corpo deixa o microclima da cama mais quente, além do que bater os joelhos no meio da noite não é exatamente repousante — o que acontece em dobro se você ou sua companhia têm o sono agitado. Nem todo mundo consegue investir em uma cama maior, mas considere essa opção para aumentar seu descanso noturno.

**Problema 6:**

**Discutindo.** Sua mãe estava certa: nunca vá para a cama com raiva. Nosso sono sofre com a toxicidade, incluindo a turbulência emocional de brigar com o(a) parceiro(a). Sentir raiva e frustração à noite estimula o sistema nervoso simpático e a resposta ao estresse, o que mantém altos níveis de cortisol em seu sistema, que deveria estar saturado com melatonina indutora de bocejos. Faça o que for preciso para restabelecer a paz, seja conversar e escrever no diário, seja trabalhar a respiração. Ou simplesmente deixe a raiva reservada para a manhã seguinte.

## NÃO CULPE O CÃO

Dormir com seu gato ou cachorro (ou outro animal de estimação de tamanho considerável) na cama é doce e calmante, mas se seu bichinho tem a tendência de dominar a cama e atrapalhar seu sono ou impedi-lo de ficar confortável, então é hora de reconsiderar suas prioridades. Especialmente se você tem a tendência de acordar no meio da noite (e sobretudo se tiver problemas para voltar a dormir depois), pode ser melhor remover essa variável. Não é que existam estudos sobre o assunto — pelo menos não sabemos de nenhum — e não há muito mais a dizer, mas em resumo: se seu sono está ruim, Fido ou Fluffy devem partir. Pelo menos por um tempo. Desculpem, Fido e Fluffy. Considere comprar uma bela cama para eles — algumas empresas (como a Casper) oferecem camas para animais com a mesma sustentação e o mesmo carinho que os colchões para humanos.

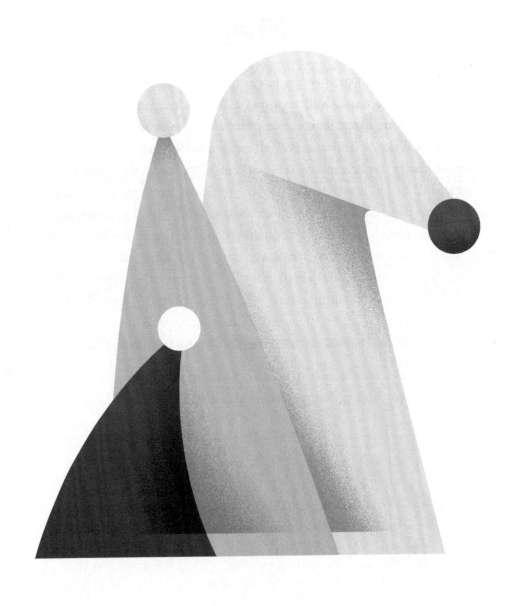

CAPÍTULO 8

# O SONO EM TODAS AS IDADES

Desde o momento em que nascemos, nosso sono está em constante evolução. O número de horas que passamos dormindo a cada noite e como percorremos os estágios do sono, conhecido como nossa "arquitetura do sono", se alteram conforme fazemos a transição de bebês para crianças e então para adolescentes, adultos e finalmente idosos. Mas, embora nossos objetivos de sono possam ser diferentes no que diz respeito ao tempo que passamos na cama e às mudanças de nossas necessidades fisiológicas, todos nós temos duas coisas em comum:

- Quanto mais sono bom, melhor. Para as crianças, o impacto é direto no desenvolvimento físico e mental e pode ajudar a ter melhores notas, relacionamentos mais saudáveis e enfrentamento emocional mais resistente no futuro. Para os adultos mais velhos, é essencial para manter a mente afiada e o corpo forte e livre de doenças.
- Todos nós podemos seguir o mesmo caminho básico para voltar no tempo. Ritmo ainda é o essencial, não importa sua idade ou a de seus filhos.

Este capítulo é dedicado a grupos que merecem foco e orientação adicionais quanto ao sono: bebês (e seus pais), crianças, adolescentes e idosos. Nossa recomendação é utilizar as seções anteriores como base para entender por que o sono é extremamente importante e os fundamentos do que contribui para um melhor descanso noturno. Em seguida, adote as recomendações específicas que beneficiem você, seus filhos ou seus pais, especificamente.

## Idosos

Um dos maiores equívocos entre os dorminhocos mais "experientes" é achar que não precisam de tanto descanso noturno como os mais jovens. Infelizmente, o padrão de sono que se manifesta em pessoas com mais de 65 anos — curto, interrompido ou difícil de ser conquistado — não quer dizer que seu sono precisa diminuir nessa idade. Na realidade, a recomendação da quantidade de sono nessa faixa etária ainda é de sete a oito horas por noite. Portanto, ter insônia, como cerca de 44% da população idosa,[63] ou dificuldade em adormecer — e permanecer dormindo ao longo da noite — (pesquisadores da Harvard Medical School confirmaram que isso está relacionado à idade), não indica que seu corpo está apenas fazendo o que é natural. Diferentemente, é seu corpo pedindo a você que preste mais atenção ao seu sono.

É fundamental prestar atenção pois, quanto pior o sono, mais o processo de envelhecimento se acelera. Isso inclui degeneração mental (demência, Alzheimer) e/ou física. Ter uma boa noite de sono é uma das melhores defesas contra os problemas do envelhecimento. A boa notícia é que várias recomendações deste livro se referem diretamente às suas necessidades de sono.

## Por que o envelhecimento afeta o sono?

**A arquitetura do sono**, ou seja, a quantidade de tempo que passamos em cada fase do sono se altera com a idade. Isso quer dizer que adultos mais velhos passam mais tempo nos estágios mais leves do sono do que em sono profundo. Esse fator dificulta a permanência do sono e explica por que os processos reparadores noturnos do corpo se tornam menos eficientes.

**O ritmo circadiano** também começa a mudar, fazendo com que muitos idosos sintam mais sono no início da noite e acordem mais cedo pela manhã. É um padrão denominado "síndrome da fase avançada do sono". Ainda não sabemos por que isso acontece, mas suspeita-se que tenha algo a ver com a menor exposição aos sinais de luz natural, o que nos desregula.

**Seu cérebro** também desempenha um papel, porque os receptores neurológicos que se conectam com substâncias químicas sinalizadoras do sono enfraquecem. Basicamente, seu cérebro tem mais dificuldade em descobrir quando você está cansado.

**Problemas de saúde e os medicamentos usados para tratá-los** foram identificados como a principal causa dos distúrbios do sono em pessoas mais velhas.[64] Problemas de saúde como artrite, refluxo gástrico e síndrome das pernas inquietas podem causar desconfortos que dificultem o adormecer. O aumento da próstata também provoca o despertar com frequência para idas ao banheiro. E certos medicamentos prescritos (em especial aqueles que tratam de problemas cardíacos, pressão arterial e asma), além de remédios de venda livre (como analgésicos e antitérmicos), podem interferir no adormecimento e na permanência no sono.

**Seus hábitos ao longo do dia** são outro grande culpado. Cochilar por muito tempo ou muito tarde durante o dia, confiar na cafeína para um segundo fôlego à tarde ou à noite, comer muito perto da hora de dormir e não movimentar seu corpo durante o dia podem prejudicar os ritmos que precisam ser reforçados para uma hora de dormir bem-sucedida.

**Sua solução para dormir:**

Enfatize as seguintes seções do livro ao criar sua metodologia para dormir melhor. Também recomendamos fazer o teste "Quais são seus ladrões de sono?" (página 59) para avaliar outros obstáculos subjacentes que podem estar agravando seus problemas para dormir.

Acabe com o *jet lag* social (página 84)
Sincronize-se com o sol (página 91)
Tenha uma prática de desligamento (página 103)
Controle a cafeína (página 172)
Coma no ritmo (página 161)
Cochilar ou não, eis a questão (página 118)
O movimento para dormir (página 121)
Relaxando (página 142)
Reveja sua medicação (página 177)

## BEBÊS

Existem livros inteiros dedicados a ajudar bebês a dormir à noite enquanto aprendem a fazer a transição de um ciclo de sono para o outro. Há muitos livros por aí e outras tantas filosofias sobre qual abordagem seria melhor (o método de chorar ou não chorar, a técnica desesperada de mudar de técnica todas as noites). Vamos manter o foco e ficar de fora dessa discussão, mas vamos reforçar outra questão importante se você for um novo pai: o seu sono.

Em primeiro lugar, um pouco de paz de espírito: em algumas fases da vida, é normal ficar sem dormir e, em sua idade, você é suficientemente resistente para que esse solavanco não cause problemas de longo prazo. Além disso, 70% dos bebês passam a dormir a noite toda aos nove meses de idade — então isso não vai durar para sempre.

Agora vamos fazer você dormir o melhor que puder. Talvez não consigamos fazer seu bebê dormir (desculpe), mas podemos lhe dar um conselho que ajudará pelo menos um pouco. Lembre-se de que pais (relativamente) descansados são mais felizes, mais saudáveis e atentos.

- **Esqueça tudo o que dissemos sobre a sincronização com o sol.** Agora você está no modo de sobrevivência e precisa descansar sempre que puder. Em vez de pensar que o sono acontece apenas da noite para a manhã, aceite qualquer sono que puder, em qualquer hora do dia ou da noite.
- **Durma quando o bebê dormir.** É sério. Largue a roupa suja, deixe a louça na pia e vá para a cama. Mesmo que seja por apenas 20 minutos, será o suficiente para você fazer uma reinicialização temporária.
- **Aceite ajuda.** Conte com seu parceiro(a), amigos e família para cuidar do bebê enquanto você descansa ou, pelo menos,

dos pratos mencionados acima. Se puder, contrate uma doula pós-parto, alguém treinado para dar a você e ao seu bebê algum apoio. Se você estiver amamentando, pergunte a um consultor de lactação sobre a transição parcial para a mamadeira.

- **Mantenha as luzes fracas.** Quando tiver de se levantar à noite para amamentar ou trocar fraldas, use uma luz suave e quente, em vez de uma lâmpada forte, o que pode interromper a produção de melatonina e dificultar seu sono e o do bebê. Velas são ótimas para isso, especialmente as versões de LED que não apresentam risco de incêndio no caso de você cochilar.
- **Não se esqueça do básico no santuário do sono.** Isso vale para você e seu bebê — um quarto escuro, fresco e silencioso não apenas facilita o sono, mas, quando você torna esses atributos uma parte habitual de seu ambiente de sono, leva seu corpo a entender que é hora de dormir.
- **Consulte o pediatra.** Se você suspeitar que o horário de sono do seu bebê está sendo afetado por alguma condição subjacente de saúde (refluxo ácido, por exemplo), fale com o pediatra.

### Crianças pequenas

De muitas maneiras, os hábitos que começam nessa idade se traduzem em uma melhor higiene do sono, passando pela adolescência até a vida adulta. Nenhum dos conselhos aqui é específico para uma criança pequena — são diretrizes universais para melhorar o sono. Quando adotados desde cedo, eles pavimentam o caminho para uma vida de sono melhor.

- **Ensine a seus filhos que dormir é coisa de super-heróis.** Não é muito cedo para começar a explicar por que dormir é tão importante (sobretudo quando ouvimos um "Não quero ir para a cama!"). Não precisa explicar cientificamente, mas, assim como ensinamos às crianças que comer alimentos saudáveis as torna mais inteligentes e fortes, você pode dizer a elas que uma boa noite de sono também as deixa mais espertas e capazes.
- **Pare de usar o sono como punição.** Muitos de nós já passamos por isso: "Pare com isso ou vai já para a cama!". Em vez de associar dormir com algo chato, diga a seus filhos que dormir é algo especial e gratificante, que devemos fazer todas as noites.
- **Mantenha uma programação de sono regular e consistente.** Isso inclui as férias escolares, quando a tendência é abandonar completamente os hábitos criados durante o ano letivo. É claro que existe alguma flexibilidade, mas tenha em mente que é a consistência que vai gerar um sono melhor — e assim a transição de volta para a escola será mais fácil.
- **Crie uma rotina relaxante na hora de dormir.** Assim como você, seus filhos precisam desligar. Eles não devem ir da correria pela casa a um quarto escuro em um segundo. Em vez disso, diminua o ritmo lentamente desligando os eletrônicos (sim, é tão estimulante para eles quanto para você), diminuindo as luzes, dando um banho e contando uma ou duas histórias. Abrace esse momento como parte de sua própria rotina de dormir e para relaxar durante a noite.
- **As crianças também precisam de santuários de sono.** Assim como você, eles precisam de um ambiente escuro,

fresco, silencioso e calmante para dormir. Os óleos essenciais também podem ser úteis para criar calma nesse momento, principalmente os de lavanda. Para crianças mais velhas, considere manter os quartos sem eletrônicos, incluindo televisões e computadores.
- **Se ligue na dieta.** As mesmas diretrizes se aplicam às crianças e a nós: alimentos como açúcar e cafeína são praticamente as piores coisas que podemos ingerir, não apenas no que diz respeito ao sono, mas também à saúde em geral. Monitore a quantidade de açúcar camuflada nos lanches e outras guloseimas e lembre-se de que os refrigerantes, além de carregados de açúcar, tendem a conter cafeína.

## PRÉ-ADOLESCENTES E ADOLESCENTES

O sono para jovens desse grupo foi descrito como a "tempestade perfeita". Isso porque uma boa noite de sono é tão importante nessa fase para o desenvolvimento e bem-estar deles quanto era durante a infância, mas o número de fatores que podem interferir no sono de adolescentes se multiplica exponencialmente. Acrescente o fato de que muitos pais, professores, os próprios jovens e até pediatras presumem que o declínio no sono saudável é "apenas um detalhe do crescimento", e você entenderá por que os problemas começam a aparecer.

Na realidade, jovens e adolescentes precisam de muito mais sono do que se imagina — de 9 a 12 horas para crianças de 6 a 12 anos e de 8 a 10 horas para adolescentes de 13 a 18 anos. Se seu filho dorme menos com frequência (e pesquisadores sugerem que isso é bastante provável), está submetendo o corpo a um déficit crônico de sono e corre os mesmos riscos de danos fisiológicos que você: pensamento confuso, dificuldade de aprendizado e memória, letargia, mau humor, depressão, ansiedade, capacidade reduzida de lidar com o estresse, diminuição da capacidade de tomada de decisão, flutuações hormonais, ganho de peso, tendência ao uso de cafeína e/ou nicotina. Definitivamente, você não quer que seu filho pré-adolescente ou adolescente enfrente esses problemas junto a todas as outras questões da puberdade.

E o fato de seu filho estudar até tarde da noite não vai colocá-lo à frente dos outros. Pesquisadores do MIT encontraram uma forte relação entre as notas dos alunos e a quantidade de sono — com a consistência da hora de dormir também fazendo a diferença.[65]

Algumas das causas mais comuns para déficits de sono em jovens e adolescentes incluem:

- **Padrões de sono irregulares.** A maioria dos jovens e adolescentes não dorme o suficiente durante a semana e tenta compensar isso nos fins de semana. Mas, como você já sabe, essa é apenas uma receita para o desastre do ritmo e da qualidade do sono.
- **Mudança do padrão biológico do sono.** Quando as crianças chegam à adolescência, há uma tendência natural de ir para a cama mais tarde, mas isso não significa que seja o ideal. Infelizmente, por causa do horário de início das aulas pela manhã, dormir mais tarde não é propício para uma noite de sono adequada. Esse novo ritmo circadiano — especialmente quando combinado ao *jet lag* social, à exposição à luz azul e ao consumo de cafeína no final do dia — às vezes leva as crianças a acreditarem que, como não

conseguem pegar no sono em um horário saudável (antes das 23h), isso significa que não precisam ir dormir.
- **O estigma social de dormir cedo.** Uma criança autoconfiante, que quebra as regras e se acha boa demais para ir à escola, pode achar que dormir cedo é um hábito de bobões. É preciso que os pais incutam nessa criança a importância do sono para seu bem-estar, sua inteligência e paz de espírito geral.
- **Aumento do uso de tecnologia.** Se não estão assistindo televisão, muitas crianças ficam em seus *tablets*, computadores ou telefones até tarde. Como já sabemos, a exposição à luz azul é extremamente prejudicial para a produção de melatonina, tornando ainda mais difícil que adormeçam em uma hora razoável.

**Sono melhor para todos**

Quando se trata de ajudar o jovem ou adolescente a dormir melhor, percebemos que os obstáculos são muitos, e alguns talvez sejam impossíveis de mudar (pelo menos no curto prazo, no caso do horário da escola). Você notará que muitas dessas sugestões são as mesmas que recomendamos para adultos — mais uma razão para tornar o sono um assunto de toda a família.

- **Defina uma hora fixa para dormir.** Sabemos que parece meio... intenso, especialmente para crianças mais velhas. Mas estudos mostram que adolescentes cujos pais os obrigavam a dormir às 22h ou antes têm menos probabilidade de sofrer de depressão ou ideação suicida, em comparação com aqueles que podiam ficar acordados até meia-noite.[66] Com seu filho, crie um cronograma realista que funcione para ele e seus trabalhos escolares e faça o possível para mantê-lo, inclusive aos finais de semana. Tempo extra para dormir no sábado e domingo pode tornar mais difícil ir para a cama em um horário saudável na segunda-feira.

- **Tente uma soneca.** Se os horários permitirem, seu filho pode tirar uma soneca rápida de 20 a 30 minutos imediatamente após a escola, o que pode ajudar a diminuir seu déficit geral de sono, bem como eliminar qualquer necessidade de consumir cafeína para estudar à noite.
- **Limite os eletrônicos à noite.** Um estudo europeu descobriu que, ao reduzir a exposição a telas emissoras de luz em telefones, *tablets* e computadores, os adolescentes têm melhor qualidade do sono e menos sintomas de fadiga, falta de concentração e irritabilidade após uma semana apenas.[67] Tente implementar um "toque de recolher de mídia", desligar o Wi-Fi à noite ou fazer com que todos na família deixem seus dispositivos na mesma estação de carregamento durante a noite. E, definitivamente, retire os eletrônicos do quarto — incluindo o computador.
- **Converse com seu filho.** Fale sobre os benefícios de uma boa noite de sono e as desvantagens significativas de não dormir o suficiente. Reforce que as crianças quando dormem por apenas 60 minutos extras tiram notas mais altas, se sentem menos distraídas ou sobrecarregadas nas aulas e mantêm um humor melhor do que aquelas que não dormem. Ou que mais sono torna mais fácil manter a pele bonita e um peso ideal — o que for mais interessante para ele ou ela. Compartilhe as dicas deste livro e ajude os filhos

a não navegar por armadilhas comuns, como nutrição de má qualidade e uso de estimulantes.

- **Fiquem juntos.** Assim como as crianças são mais propensas a comer seus legumes quando você também os come, elas têm muito mais probabilidade de adotar hábitos de sono mais saudáveis se você os acompanhar. Além disso, seguindo sua própria metodologia para dormir melhor, a família toda estará incluída, seja começando a diminuir as luzes no início da noite e fechando a cozinha para os petiscos tarde da noite, seja incentivando toda a família a desligar os aparelhos e colocar uma música relaxante.

## A bagunça da escola

Um relatório recente dos Centros de Controle e Prevenção de Doenças dos Estados Unidos (U.S. Centers for Disease Control and Prevention) constatou que a maioria das crianças não está dormindo o necessário. Mais da metade dos alunos do ensino fundamental avaliados dorme menos que o valor recomendado e, quando se trata do ensino médio, esse número salta para 75%.[68] Embora haja uma série de fatores que explicam por que as crianças desse grupo demográfico são cronicamente privadas de sono, o mais revelador de todos eles juntos é a escola.

À medida que as crianças entram na puberdade, seu ritmo circadiano muda e se aproxima mais ao de um adulto, aumentando sua dificuldade em ir para a cama. Mas os adolescentes ainda precisam, em média, de 10 horas de sono e, diferentemente da maioria de nós, devem estar acordados e prontos para o *show* às 7h ou 8h da manhã. Seria como se tivéssemos de acordar às 3h da manhã e começar a trabalhar às 4h. Muito poucas crianças estão aptas a aprender antes das 8h30, mas uma pesquisa da National Sleep Foundation descobriu que 87% dos alunos do ensino médio são obrigados a fazer exatamente isso.

Esse pesadelo circadiano tem consequências. Crianças que começam a primeira aula do dia antes das 8h apresentam um pior desempenho na escola pelo resto do dia em comparação com aquelas que começam mais tarde. Elas adquirem mais problemas emocionais e comportamentais, têm menor controle de seus impulsos, maior dificuldade em tomar decisões e são mais propensas a dirigir com sono. (O que é tão perigoso quanto dirigir embriagado: ocorrem 6.400 acidentes fatais causados por condução sonolenta ao ano nos EUA, e adolescentes estão envolvidos em aproximadamente metade deles.[69]) Essas crianças privadas de sono também são mais propensas a usar tabaco e álcool e têm menos chance de se destacar nos estudos ou esportes.

Mas há uma solução: quando as escolas ao redor de Minneapolis, Minnesota, mudaram os horários de início de suas escolas de ensino médio de 7h15 e 7h25 para 8h30 e 8h40, professores e administradores escolares notaram que a frequência melhorou e o atraso diminuiu, assim como as visitas à enfermaria da escola. Os alunos ficavam mais alertas e disciplinados em sala de aula, e a atmosfera da escola se tornou "mais calma". Outros distritos relataram descobertas semelhantes, bem como pontuações mais altas em testes padronizados e menos acidentes de carro.

É por isso que muitos especialistas em saúde e educação, bem como várias organizações, estão pressionando pelo horário de entrada mais tardio e nas escolas de ensino fundamental e médio. Se você é pai ou mãe, pense em se unir ao esforço — faça com que outros pais se envolvam na causa, converse com o conselho escolar. Mostre a eles os dados sobre o que acontece com nossos filhos quando bagunçamos seu sono. Felizmente, há um movimento crescente para essa mudança e, se todos continuarmos pressionando em nossos respectivos distritos, poderemos fazer a diferença que ajudará crianças em todos os lugares.

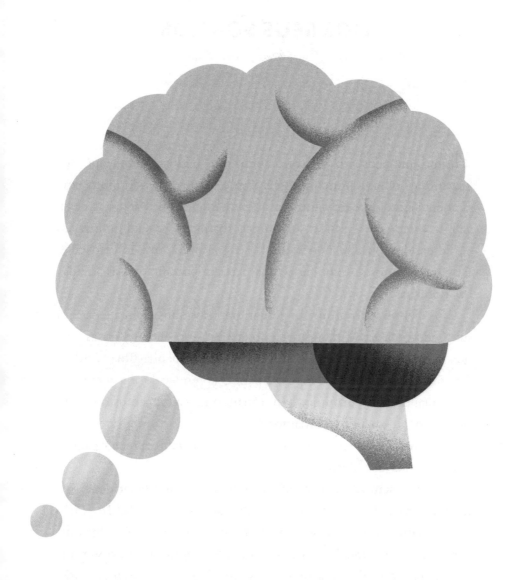

CAPÍTULO 9

# NOS SEUS SONHOS

Mesmo que pensemos no sono como um "desligamento", após fecharmos os olhos à noite nosso cérebro continua fazendo muita coisa, menos isso. Livre de estímulos ou pensamentos, o cérebro usa esse valioso tempo para realizar sua própria manutenção e administração — limpando, consolidando memórias e gravando novas informações. E agora sabemos que sonhar é uma parte importante dessas atividades noturnas.

Os cientistas costumavam pensar que os sonhos eram apenas um subproduto da atividade noturna do cérebro. No entanto, novas pesquisas mostram que sonhar, na verdade, desempenha uma série de funções importantes, em especial para o aprendizado e a memória. Mas, quando não dormimos bem (quando não alcançamos um sono profundo ou quando acordamos várias vezes por noite), deixamos de usar uma ferramenta essencial de que o cérebro precisa para se manter saudável e alerta.

Mesmo sem saber se estamos sonhando com regularidade (sonhamos em todos os estágios do sono, não apenas no REM, e não necessariamente nos lembramos de todo o conteúdo), é seguro dizer que, se passarmos por todos os quatro estágios do sono sem interferência (ou seja, uma noite de sono plena e repousante), então os benefícios dos sonhos serão colhidos. As vantagens do sonho são inúmeras.

### Sonhos nos ajudam a armazenar memórias e aprendizados

Enquanto dormimos, o cérebro reativa e consolida memórias recém-recebidas e fragmentos de informação, e pesquisadores notaram que esse processo se reflete diretamente no conteúdo de nossos sonhos.[70] Mas alguns especialistas acreditam que os sonhos não apenas *refletem* o que precisamos saber e nos lembrar, eles trabalham ativamente em catalogação. Novas descobertas sugerem que nossos sonhos atuam como uma espécie de realidade virtual conforme testemunhamos esse processamento de memória.[71] Experimentos em animais e humanos sustentam a teoria de que nossos sonhos são como um "ensaio" dessa nova informação, permitindo que o cérebro a coloque em prática, organizando e consolidando ativamente o material.[72]

### Sonhos ajudam a processar nossas emoções

Pesquisas recentes sugerem que temos maior probabilidade de sonhar com experiências emocionalmente intensas, e que as ondas cerebrais teta durante o sono REM são uma forma de o cérebro consolidar essas memórias. Isso levou alguns pesquisadores a examinar qual papel o sono REM desempenha na recuperação do trauma e na regulação do humor, devido a seu papel no processamento de experiências difíceis.

### Até pesadelos são benéficos

Os pesadelos ocorrem com mais frequência no sono REM, mas, diferentemente dos sonhos lúcidos, essas imaginações intensas — e muitas vezes indesejáveis — acontecem com a diminuição da atividade do córtex pré-frontal, o que significa menos controle emocional e maior agitação. Pesquisadores acreditam que essas experiências são a forma de o cérebro nos preparar para momentos ruins, como um "ensaio geral" emocional. É quase como se a mente antecipasse situações desagradáveis e, em seguida, nos desse soluções. Alguns especialistas acreditam que esse é um mecanismo de defesa atávico — se algo ruim aconteceu uma vez, há uma chance de acontecer novamente. Portanto, ter um pesadelo recorrente nos manterá prevenidos.

**No mínimo, os sonhos nos oferecem outra visão das coisas**

Sonhos não apenas repetem o que experimentamos ou aprendemos, mas também criam combinações e associações livres entre o que vimos e o que sabemos. Como resultado, nossos sonhos oferecem um portal para nossa criatividade mais profunda e irrestrita, bem como para novas abordagens de problemas. Isso fica mais evidente nos depoimentos de artistas e pensadores famosos que atribuem aos seus sonhos a inspiração de algumas de suas maiores criações, como Paul McCartney e a melodia de *Yesterday*, ou Dmitri Mendeleev e a estrutura da tabela periódica dos elementos.

**O que os sonhos dizem sobre seu sono**

A natureza de nossos sonhos pode fornecer informações sobre em qual ciclo de sono estamos sonhando:

> **Estágio 1:** Durante esse período confuso e nebuloso, pouco antes de adormecer ou acordar, os sonhos geralmente são curtos, mas parecem vívidos e viscerais, como ter a sensação de "cair". Como ainda estamos em um estado

semidesperto, esses sonhos muitas vezes incorporam conteúdo do mundo real, como ruídos que realmente estamos ouvindo (um alarme, uma sirene lá fora).

**Estágio 2:** Nesse estágio mais leve do sono, os sonhos costumam incluir trechos de eventos reais do cotidiano. Muitas vezes são descritos como "semelhantes a pensamentos", como se estivéssemos apenas processando ideias diferentes enquanto dormíamos. À medida que revisitamos o estágio 2 ao longo da noite, os sonhos vão ficando cada vez mais longos e vívidos.

**Estágio 3:** Embora o cérebro se mantenha ativo durante o sono profundo, normalmente os sonhos são menos vívidos nesse estágio, pois o cérebro tende a processar a memória e a renovação da cognição.

**REM:** Esse é o estágio do sono mais frequentemente associado aos sonhos. Eles ocorrem durante esses picos mais "ativos" do ciclo de sono e são aqueles de que geralmente nos lembramos: costumam ser mais longos, vívidos e bizarros. (Também temos muito sono REM pela manhã, então esse é o momento mais propício para nos lembrarmos deles.) Além disso, esse é o estágio do sono em que as partes emocionais do cérebro estão mais ativas, razão pela qual os especialistas suspeitam que nossos sonhos REM parecem mais contundentes e comoventes.

---

### FÁBRICA DE SONHOS

Diferentes partes do cérebro contribuem para diferentes tipos de sonhos, atribuindo qualidades únicas:

> **O córtex:** onde a maioria de nossas memórias está armazenada; é o principal criador de conteúdo para os sonhos. Isso explica por que os sonhos são estranhamente autobiográficos e aparentemente trechos de coisas que vimos ou fizemos.
>
> **Os córtices sensoriais:** esse depósito audiovisual também é ativo no fornecimento de detalhes para os sonhos, razão pela qual alguns deles parecem ter seus próprios sons e, com menos frequência, odores.
>
> **O córtex motor:** responsável pelo controle dos nossos movimentos quando despertos, essa parte do cérebro também entra em ação durante a noite e contribui com sonhos que parecem "ativos", como praticar um esporte ou fugir de algo.
>
> **O sistema límbico:** local onde processamos nossas emoções, ele é mais ativo durante o sono REM — razão pela qual esses sonhos tendem a ser mais expressivos do que os de outros estágios.

## Sonhos lúcidos

Normalmente não estamos cientes de que estamos sonhando. Por isso, não estranhamos as situações bizarras que nosso cérebro inventa para nós. Mas, quando nosso cérebro se empolga com a diversão (ou seja, as partes do cérebro relacionadas à função cognitiva superior, à atenção, à memória ativa, ao planejamento e à autoconsciência), as coisas ficam um pouco mais... reais. De repente, percebemos que estamos sonhando e, com as mesmas habilidades cognitivas da vida real, podemos até controlar o que acontece e o que fazemos. É o que se chama de sonho lúcido.

O sonho lúcido se torna cada vez menos frequente à medida que envelhecemos (diminui bastante depois dos 25 anos), mas uma parcela das pessoas (cerca de 20%) tem sonhos lúcidos pelo menos uma vez por mês. E estima-se que cerca de 50% de nós já tivemos pelo menos um sonho lúcido na vida.[73]

O propósito dos sonhos lúcidos não está claro, nem sabemos por que algumas pessoas os têm mais que outras. Suspeita-se que certos elementos neuroquímicos podem "acionar" partes de nossa consciência quando normalmente estariam desligadas, então alguns indivíduos podem estar naturalmente equipados com esse coquetel neuroquímico. Alguns pesquisadores descobriram uma conexão entre o aumento da ingestão de B-6 e sonhos lúcidos,[74] enquanto outros constataram associações entre fortes variações de humor, ansiedade e depressão com uma maior frequência de sonhos lúcidos.[75] A capacidade de se lembrar dos sonhos em geral é outro prenúncio de sonhos lúcidos, assim como a adoção de práticas de meditação — um estudo de 2015 descobriu que praticantes regulares da atenção plena eram mais propensas a ter sonhos lúcidos.[76]

**Escolha sua aventura**

Uma das características mais interessantes dos sonhos lúcidos é que você pode, em teoria, aprender a reproduzi-los — e então ser um participante mais ativo em seus sonhos. É uma maneira de explorar atividades que desafiam a lógica da vida real (você já quis voar?), enfrentar seus medos ou ir mais fundo em seu subconsciente. Estas são as técnicas mais populares usadas para controlar estados de sonhos:

1. Durma melhor. Quanto mais sono REM, mais longos e vívidos serão seus sonhos. E, para obter mais REM, são necessários longos períodos de sono profundo e ininterrupto. Veja as páginas 69-70.
2. Medite. De acordo com o estudo de 2015 mencionado

anteriormente, a atenção ao estado atual de consciência enquanto acordado — e contemplar se a experiência atual pode ser um sonho — é uma das técnicas fundamentais da prática do sonho lúcido. Veja na página 249 algumas técnicas para iniciantes.

3. Escreva um diário de sonhos. O passo mais importante para o sonho lúcido é entrar em sintonia com seus sonhos e reconhecer que você está sonhando. No momento em que acordar, anote toda e qualquer coisa de que se lembrar. Em seguida, revisite esses detalhes em busca de padrões — com o que você costuma sonhar? Então, ao sonhar, você será capaz de identificar esses "sinais" e reconhecer que está em um estado de sonho.

4. Faça uma verificação da realidade. Os especialistas em sonhos lúcidos recomendam realizar "verificações da realidade" ao longo do dia para confirmar se você está acordado ou sonhando. Quando acordado, é óbvio que não está sonhando, mas a repetição dessas ações de afirmação da realidade aumenta a probabilidade de repeti-las enquanto estiver dormindo. Estas são algumas das técnicas que os especialistas recomendam fazer dez vezes ao dia:

- Olhar um relógio ou uma página de texto, desviar o olhar e então olhar novamente. Em um sonho, a hora e o texto provavelmente mudarão.
- Olhe para suas mãos e seus pés — eles tendem a ficar distorcidos nos sonhos.
- Experimente atravessar uma das palmas de sua mão com o indicador da mão oposta. Faça isso com a expectativa de ter sucesso e pergunte-se se está sonhando. Se você for bem-sucedido, saberá que está.

5. Mantenha-se MILD [que seria suave, em português). Acrônimo para *Mnemonic Induction to Lucid Dreaming*, a técnica MILD é basicamente um exercício de autoconsciência para o cérebro. Neste caso, é a repetição de um mantra com as frases "Eu saberei que estou sonhando" ou "Estou sonhando" até adormecer.
6. Volte a dormir. Em vez de, ao acordar, ir de imediato escrever um sonho particularmente vívido, tente voltar a dormir e se reinserir no sonho. Mas, dessa vez, esteja atento ao fato de que você está sonhando.
7. Continue sonhando. Se você for bem-sucedido nos sonhos lúcidos, permanecer no sonho poderá ser difícil no início. Isso porque a constatação de que está sonhando é tão excitante que gera uma descarga de adrenalina, ou porque, estranhamente, você se esquece que está sonhando. Para se estabelecer nesse novo estado, os sonhadores lúcidos experientes recomendam técnicas para se aprofundar no sonho e dissuadir sua mente de acordar.

- Faça uma equação matemática simples (por exemplo: 3 +3 = 6). O envolvimento de uma parte de alto desempenho do cérebro ajuda a construir e manter a consciência enquanto sonha.
- Esfregue as mãos ou vire-se na cama. A pesquisa descobriu que iniciar o movimento com sua mente pode estimular ainda mais o cérebro consciente, atraindo mais atenção para o estado de sonho de seu corpo.
- Fique calmo. Ficar superexcitado ou alarmado fará com que o sonho termine abruptamente. Os especialistas em sonhos lúcidos sugerem que você olhe para suas mãos e se concentre no momento.

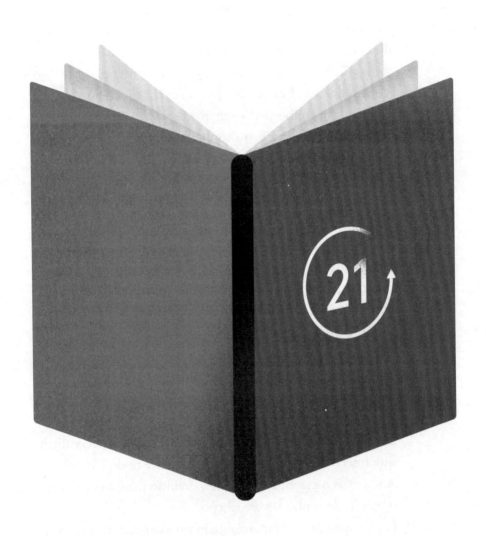

CAPÍTULO 10

## O RESET

Olá, dorminhoco!

Desenvolvemos esta reiniciação para ajudá-lo a dar uma carga extra ao seu sono, prepará-lo para enfrentar o dia e deixá-lo realmente animado a cair na cama à noite. Inclusive já o testamos para você, a fim de garantir que seja o mais útil possível. Como parte do Conselho Consultivo do Sono da Casper, Frank veio educar a equipe sobre o que envolve uma boa noite de sono e como eles próprios podem se superar no departamento ZZZ. Ele os desafiou a um programa de reequilíbrio de 21 dias de seus hábitos de sono, registrando quais hábitos funcionavam ao longo do período. Não é de surpreender que pessoas que por anos lutaram contra o sono se sentissem revigoradas e descansadas. Os viciados em café foram reeducados, os notívagos voltaram ao seu ritmo original, e quase todos registraram menos uso de eletrônicos durante as últimas horas do dia. Todas as semanas, pequenos grupos de participantes faziam questão de se atualizar, comparar anotações e parabenizar uns aos outros. E depois de três semanas nos reunimos para compartilhar as descobertas de todos, ajustamos o programa, e o Reset nasceu oficialmente.

Então, vamos transformar esses bocejos em sorrisos!

Nas próximas três semanas (ou 21 dias, se isso o fizer se sentir melhor), você começará a mudar seu ritmo, abandonando antigos hábitos que roubam seu sono e adicionando novos que o ajudarão a velejar na soneca. Ao longo do caminho, faremos com que você registre os resultados e faça considerações para que se torne seu próprio cientista do sono, reunindo dados sobre o que funciona ou não. Afinal, o fato puro e simples é que evitar comer tarde da noite ou se perder nas redes sociais às 23h o fará se sentir melhor. Além disso, você saberá se um hábito é útil ou não. Após o final das três semanas, nós o encorajamos a revisitar seus ladrões de sono (página 59), a fim de adaptar a nova metodologia de sono às suas necessidades.

Como queremos que sua missão pessoal seja um sucesso, também recomendamos que você crie uma rede de suporte próprio, seja um amigo, seja um grupo. Isso não apenas lhe trará responsabilidade e uma motivação poderosa, mas também tornará tudo divertido e agradável como uma boa noite de sono. Pense nisso como uma nova modalidade de clube do livro! O pessoal da Casper adorava saber que estavam juntos, ajudando uns aos outros na solução de problemas e compartilhando suas vitórias.

Uma semana antes de iniciar o Reset, faça uma reunião inicial para que todos conheçam o plano e, talvez, compartilhe algumas de suas esperanças e medos sobre os 21 dias seguintes. Todas as semanas, escolha um dia para fazer uma verificação rápida de 15 minutos, seja uma ligação e um bate-papo por vídeo, seja uma conversa por mensagens de texto. Após a última semana, faça um resumo sobre o que funcionou, o que cada um de vocês gostaria de manter e os compromissos que desejam cumprir. Em seguida, presenteie-se com uma noite de sono longa e tranquila.

Durma bem!

## SEMANA 1 — REORGANIZE-SE
### OBJETIVO:

Priorizar o ritmo natural de seu corpo, fazendo pequenas mudanças em seus hábitos.

---

**AJUSTES:**

1. Crie uma programação consistente para dormir e acordar — não se esqueça de contabilizar quantas horas de sono você precisa (pelo menos sete horas)!
2. Crie horários de refeições consistentes, com base em nossas recomendações na página 163 (ajustaremos o horário na semana 2 — por enquanto, apenas tente manter a regularidade).
3. Deixe a luz do sol entrar em seu quarto antes de verificar mensagens de texto e responder *e-mails*. (Bônus: tente se expor à luz natural do sol ao longo do dia, mesmo que apenas sentado perto de uma janela.)
4. Diminua as luzes e coloque os aparelhos eletrônicos em "modo avião" uma hora e meia antes de dormir.

**SEMANA 2 — REDUZA**
OBJETIVO:

Diga adeus aos hábitos que impedem um sono saudável.

---

**AJUSTES:**

1. Fique de olho nos açúcares e carboidratos refinados ao longo do dia.
2. Diga não a petiscos, jantares ou bebidas alcoólicas pelo menos uma hora antes de dormir.
3. Evite cafeína depois das 11 horas.
4. Sem telas uma hora antes de dormir.
5. Bloqueie a luz desnecessária de seu quarto.

### SEMANA 3 — RECONSTRUA
#### OBJETIVO:

Desenvolver novos hábitos saudáveis que criem mudanças duradouras.

---

**AJUSTES:**

1. Adicione medidas de cura intestinal às suas refeições (tome um prebiótico, coma alimentos probióticos, coloque mais verduras no prato, evite o glifosato que ataca o bioma).
2. Faça do almoço a maior refeição do dia.
3. Adicione um toque de santuário ao seu quarto.
4. Inclua uma prática de desligamento, como alongamento, respiração profunda ou um banho quente.

# AGRADECIMENTOS

Gostaríamos de manifestar nossa sincera gratidão a todos aqueles que tornaram este livro possível:

*De Frank:*
Ao meu irmão mais novo e coescritor Neil Parikh, intelectualmente curioso, cuja paixão por ajudar as pessoas a dormir melhor me inspirou a encampar este projeto com ele.

Para nossa coautora atenciosa, perspicaz e completa Rachel Holtzman, que conseguiu extrair nossas informações e conceitos complicados para escrever um livro prático e amigável.

À minha agente literária de longa data, Stephanie Tade, cujo apoio, orientação e amizade nunca se enfraqueceram.

Para a equipe da Little, Brown, incluindo Marissa Vigilante e Ian Straus por seu entusiasmo, paciência e atenção aos detalhes.

À minha equipe do Eleven Eleven Wellness Center, especialmente a Vicky Zodo, que cuida tão bem de mim e de todos os nossos pacientes. E à nossa nutricionista Dawn Brighid, por acompanhar os pacientes em suas jornadas de saúde e me ajudar a conseguir passar essa mensagem ao mundo.

Para minha filha, Alison, meu genro Zach, e meu neto Benjamin, por trazer tanta alegria para nossas vidas.

Para minha incrível esposa, Janice, que por mais de quarenta anos

## AGRADECIMENTOS

tem me acompanhado, apoiado, me alimentado, me amado. Ela sempre foi minha maior aliada.

E, finalmente, aos meus pacientes, que constantemente me ensinam e inspiram a encontrar maneiras de tornar o mundo um lugar mais feliz e saudável para todos.

*De Neil:*
Ao meu médico, mentor e irmão mais velho Frank, que abriu um novo mundo para mim e teve a ideia para este livro enquanto espetava agulhas em minhas costas.

Para nossa incrível coautora Rachel, cuja incrível habilidade de tornar assuntos complicados acessíveis tornou este livro (e nossa jornada de escrita a várias mãos) muito divertido.

Aos meus avós, que fizeram a corajosa jornada para os Estados Unidos e me inspiraram a pensar grande.

Aos meus pais, por acreditarem em mim e apoiarem todos os meus esforços.

Para minha amada esposa, Sarah, cuja positividade e coração generoso me motiva a ser melhor a cada dia.

Aos meus amigos, novos e antigos, por fazerem da vida uma grande aventura.

Aos queridos cofundadores da Casper, Luke, Gabe, Jeff e Philip, por serem meus grandes parceiros e amigos em nossa maior viagem na vida.

Para nossos novos e antigos colaboradores na Casper, que todos os dias constroem algo ainda maior do que uma empresa — e, mais importante, tornaram-se grandes amigos ao longo do caminho.

Para a Casper, que mostrou o quanto uma ideia simples pode ajudar o mundo a descansar um pouco melhor.

# NOTAS

1. https://newsroom.wiley.com/press-release/sleep-deprivation-may-affect-our-genes
2. https://www.ncbi.nlm.nih.gov/pmc/articles/PMC2276139/
3. https://www.sciencedaily.com/releases/2019/10/191002075944.htm
4. https://aaafoundation.org/acute-sleep-deprivation-risk-motor-vehicle-crash-involvement/
5. https://www.sleepfoundation.org/excessive-sleepiness/safety/relationship-between-sleep-and-industrial-accidents
6. https://www.sciencedirect.com/science/article/pii/S0733861917300245
7. https://www.ncbi.nlm.nih.gov/pubmed/25028798
8. https://www.sciencealert.com/deep-sleep-is-the-anti-anxiety-drug-we-ve-been-looking-for-brain-scans-reveal
9. https://www.futurity.org/sleep-loss-anger-1917812-2/
10. https://news.berkeley.edu/2018/08/14/sleep-viral-loneliness/
11. https://www.sciencedaily.com/releases/2019/02/190213132317.htm?utm_source=dlvr.it&utm_medium=twitter
12. https://newatlas.com/poor-sleep-heart-disease/58939/
13. https://www.outsideonline.com/2292806/your-body-no-sleep
14. https://medicalxpress.com/news/2020-03-irregular-cardiovascular-events.html
15. https://www.medicaldaily.com/poor-sleep-may-weaken-mens-fertility-402022
16. https://news.berkeley.edu/2013/08/06/poor-sleep-junk-food/
17. https://www.webmd.com/diet/obesity/video/obesity-risks
18. https://www.ncbi.nlm.nih.gov/pmc/articles/PMC3768102/

19. https://medicalxpress.com/news/2020-08-memories.html
20. https://www.nbcnews.com/better/health/what-happens-your-body-brain-while-you-sleep-ncna805276
21. https://articles.mercola.com/sites/articles/archive/2013/10/31/sleep-brain-detoxification.aspx
22. https://www.ncbi.nlm.nih.gov/pmc/articles/PMC3921176/
23. https://www.sciencedaily.com/releases/2019/03/190305170106.htm
24. https://www.ncbi.nlm.nih.gov/pmc/articles/PMC2913764/
25. https://pubmed.ncbi.nlm.nih.gov/25402367/
26. https://academic.oup.com/jcem/article/90/8/4530/3058888
27. https://sanescohealth.com/blog/10-things-your-body-does-while-you-sleep/
28. https://www.consumerreports.org/drugs/the-problem-with-sleeping-pills/
29. https://aasm.org/resources/pdf/pharmacologictreatmentofinsomnia.pdf
30. https://aasm.org/resources/pdf/pharmacologictreatmentofinsomnia.pdf
31. https://www.ncbi.nlm.nih.gov/pmc/articles/PMC4504291/pdf/AJPH.2015.302723.pdf
32. https://www.consumerreports.org/drugs/the-problem-with-sleeping-pills/
33. https://www.everydayhealth.com/sleep/1119/sleeping-pill-linked-to-hospital-falls.aspx
34. https://www.rxlist.com/benzodiazepines/drug-class.htm
35. https://www.drugabuse.gov/drugs-abuse/opioids/benzodiazepines-opioids
36. https://www.ncbi.nlm.nih.gov/pmc/articles/PMC4816010/
37. https://www.drugabuse.gov/drugs-abuse/opioids/benzodiazepines-opioids
38. https://www.scientificamerican.com/podcast/episode/weekday-weekend-sleep-imbalance-bad-for-blood-sugar-regulation/
39. https://www.ncbi.nlm.nih.gov/pubmed/23910656
40. https://www.nature.com/articles/s41598-018-36791-5
41. https://www.sleephealthjournal.org/article/S2352-7218(17)30041-4/fulltext
42. https://www.ncbi.nlm.nih.gov/pmc/articles/PMC4378297/
43. https://www.ncbi.nlm.nih.gov/pmc/articles/PMC3265077/

44. https://www.theatlantic.com/health/archive/2012/03/your-bodys-internal-clock-and-how-it-affects-your-overall-health/254518/
45. https://www.ncbi.nlm.nih.gov/pmc/articles/PMC4008810/#CR31
46. https://www.sciencedirect.com/science/article/abs/pii/S2352721819301056?via%3Dihub
47. https://libres.uncg.edu/ir/asu/listing.aspx?id=8000
48. https://www.ncbi.nlm.nih.gov/pmc/articles/PMC3077056/
49. https://www.ncbi.nlm.nih.gov/pubmed/31589627
50. https://jcsm.aasm.org/doi/10.5664/jcsm.5384
51. https://www.nhlbi.nih.gov/news/2019/added-sugars-refined-carbs-linked-insomnia-postmenopausal-women
52. https://www.sciencedaily.com/releases/2020/01/200103111717.htm
53. https://journals.physiology.org/doi/abs/10.1152/jappl.1956.8.5.556
54. ncbi.nln.nih.gov/pubmed/17612945
55. https://www.sciencedaily.com/releases/2009/09/090901082552.htm
56. https://medicalxpress.com/news/2019-10-commonly-drugs-profoundly-affecting-gut.html
57. https://www.sleepfoundation.org/articles/how-medications-may-affect-sleep
58. https://www.ncbi.nlm.nih.gov/pmc/articles/PMC6213953/
59. https://onlinelibrary.wiley.com/doi/full/10.1111/j.1479-8425.2007.00262.x
60. https://www.ncbi.nlm.nih.gov/pubmed/22738673
61. https://www.sciencedaily.com/releases/2020/02/200203104505.htm
62. http://www.5gappeal.eu/about/
63. https://www.sleep.org/articles/aging-need-less-sleep/
64. https://www.ncbi.nlm.nih.gov/pubmed?cmd=search
65. https://www.sciencedaily.com/releases/2019/10/191001083956.htm
66. https://www.ncbi.nlm.nih.gov/pmc/articles/PMC2802254/
67. https://www.eurekalert.org/pub_releases/2019-05/esoe-spi051519.php
68. https://www.cdc.gov/features/students-sleep/index.html
69. https://www.aadsm.org/teen_drowsy_driving.php

70. https://www.ncbi.nlm.nih.gov/pmc/articles/PMC3079906/
71. https://www.psychologytoday.com/us/blog/dream-factory/201805/more-evidence-dreams-reflect-learning-during-sleep
72. https://www.ncbi.nlm.nih.gov/pmc/articles/PMC3768102/
73. https://www.medicalnewstoday.com/articles/326496#How-common-are-lucid-dreams?
74. https://www.medicalnewstoday.com/articles/326496#The-role-of-diet-and-meditation
75. https://www.medicalnewstoday.com/articles/326496#How-common-are-lucid-dreams?
76. https://journals.sagepub.com/doi/abs/10.1177/0276236615572594?journalCode=icaa&

# ÍNDICE REMISSIVO

"acobertadores" ou "encobertos", 188
"aterramento," 116, 221
"Beija-flores," 89
"ciclo sono–vigília," 33, 36-38, 76, 96, 101, 116, 123,
"Corujas," 89
"desligando," 239
"divórcio noturno", 228
"exterminador de tensão" exercício de respiração, 141
"modo escuro" (telas de computadores), 96
"modo noturno" (smartphones), 96, 104
"Sabiás," 89
"tranquilizante rápido" exercício, 140
"verificações da realidade" (sonhos lúcidos), 254
10 percent Happier (aplicativo), 136
Academia Americana de Medicina do Sono, 54
acidentes de carro, 55-56, 246
acidentes de trânsito, 40
acidentes, 40, 55-56, 246
ácido gama-aminobutírico (GABA), 106, 135, 198, 199
ácido lático, 41
acne, 150, 180
açúcar (alimentos doces), 36, 38, 43, 46, 63, 85, 98, 99, 101, 125, 153-154, 158-160, 166-169, 171, 180, 185, 206, 207, 229, 240
adenosina, 118, 120-121, 170, 172
adoçantes artificiais, 154, 160
adolescentes, 41, 73, 89, 98, 141, 233, 240-243, 245, 246
adrenalina, 98, 100, 159, 255
adultos mais velhos, 233, 235
agave, 160, 169
Agência reguladora de alimentos e medicamentos dos EUA (FDA), 55-56, 217
agradeça, 141
água clorada, 157
água de torneira, 156
água potável, 157
água, 20, 138, 157, 167, 205, 226, 227
alcachofra de Jerusalém, 155
Alchemist's Kitchen, 184
álcool, 29, 40, 55, 56, 61, 63, 67, 99, 107, 148, 158, 168-171, 178, 207, 229, 246
alergias (alérgenos), 99, 178, 222
Alexa, 97
alho-poró, 155
alho, 155
alimentos fermentados, 155, 199
alimentos orgânicos, 154
alimentos processados, 99, 101, 154

almoço, 68, 88, 119, 126, 163, 261
almofadas refrigeradoras, 207
alongamento "figura quatro", 144
alongamento do sofá, 143
alongamento piriforme, 144
alongamento sobre rolo de espuma, 128
alongamento, 127-129, 143-145, 261
Ambien, 57
ambiente do sono, 227, 238
    "definindo o clima" do, 202
    animais de estimação no, 231
    aromas no, 225-226
    CEMs no, 219-221
    e sua cama, 201
    qualidade do ar do, 221-222
    sons no, 215
    temperatura do, 204-205, 210
Americanos semidescafeinados, 173
amido, alimentos ricos em, 53
amígdala, 42
amnésia do sono, 55
analgésicos, 178, 236
anel Oura, 66
animais de estimação, 66, 205, 211
ansiedade, 17, 22, 28, 42-43, 52, 60-61, 64-65, 79, 98-99, 106, 115, 135, 150, 157, 179-180, 182-183, 192, 195, 197-199, 213, 217, 219, 241, 253
ansiolíticos medicamentos, 199
anti-histamínicos, 178
antiarrítmicos, 178
antibióticos, 150, 153, 156, 177
AOS (apneia obstrutiva do sono), 108
apneia do sono, 19, 106, 108, 171
apneia obstrutiva do sono (AOS), 108-109
apoptose, 53
aquecimento global, 207
arabinogalactana, 155

aromas, 201, 225
arquitetura do sono, 233, 235
arritmia cultural, 28
artérias, 43-44, 53
arteríolas, 53
Arthritis Foundation, 194
artrite, 46, 180, 194, 235
*ashwagandha*, 197
asma, 175, 177-179, 235
aspargos, 155
Associação Americana de Psicologia, 98
Associação Americana do Coração, 23, 43
Associação Médica Americana, 95-96
ataques cardíacos, 44
atenção plena, 136, 253
aterosclerose, 43-44
Aura (aplicativo), 136
autismo, 213
autofagia, 165-167
azia, 55, 63, 180

bactérias, 52, 99, 149, 154-156, 161
banho noturno, 105,
banho quente, tomar um, 104-105, 143, 196, 227, 261
batidas binaurais, 216
BDNF (fatores neurotróficos derivados do cérebro), 51,
bebês, 214-215, 233, 237
BedJet, 207
benzodiazepínicos, 56-57
Betabloqueadores, 178
beterraba, 154
blecaute, cortinas, 17, 203,
Bluetooth, 219
Brain.fm (aplicativo), 216
brócolis, 155
bronquite crônica, 175

cadeira, sente-se inclinado para frente na, 129
café da manhã, 159, 163
café, 21, 32, 63, 67-68, 95, 96, 120, 126, 129, 159, 163, 167, 172,-174, 257
cafeína, 21, 29, 63, 88, 120, 129, 148, 168, 172-174, 178, 236, 240-241, 243, 260
Calm (aplicativo), 136
campos eletromagnéticos (CEMs), 203, 213, 219, 220
canabidiol (CBD), 21, 61, 104, 182
câncer de pulmão, 175
câncer de rim, 175
câncer oral, 175
câncer, 23, 49, 159, 175, 187-188, 219
cancerígenas, 53
canola, 154
capilares, 53
carboidratos refinados, 159, 260. *Veja também* açúcar (alimentos doces)
carne produzida convencionalmente, 132
carne/laticínios produzidos convencionalmente, 156
Casper Glow, 95
CBD (canabidiol), 21, 61, 104, 182-186
CBT-I (terapia cognitiva comportamental– insônia), 65, 136
CBT-I Coach, 65
CBT-I, aplicativos para, 65
centeio, 154
cera de abelha 223
cérebro, 22, 32-33, 36-37, 39-41, 43, 45, 49-51, 70-71, 84, 90- 91, 94, 97- 98, 103-104, 108-109, 117, 125, 127, 131-133, 141- 142, 149-151, 156-157, 160, 169, 171, 196-197, 201, 204, 211-212, 214- 215, 220, 222, 232, 236, 245-249, 252
benefícios do sono de qualidade paras o, 50
e envelhecimento, 234
e humor, 22–28
e o estresse, 82
e os estágios do sono, 51, 70, 233, 248
e respiração, 127-129
e saúde intestinal, 148-151
e sonhos, 248-255
neurônios sensoriais no, 128
Certipure, 210
cerveja, 171
chá, 167, 172-173, 196-197, 199
Charlotte's Web, 184
Chillipad, 207
chocolate, 63, 173
chucrute, 155
citocinas, 49, 50, 151, 194
clonidina, 178
coágulos sanguíneos, 44
cobertor elétrico, 213
cobertores pesados, 213, 230
cobertores, 62, 131, 207, 212-213, 227, 230
colchões, 20, 208-210, 231
colecalciferol, 190
Columbia University, 159
comendo direito. *Veja* dieta e nutrição
comendo no ritmo, 161
compostos orgânicos voláteis (VOCs), 210, 222
comunicação, 111
e intimidade, 111
Conselho Consultivo do Sono da Casper, 20, 257
constipação, 63, 150, 191
Consumer Reports, 54, 55
coração, benefícios da qualidade do sono para

o, 24
córtex motor, 252
córtex pré-frontal, 249
córtex, 249, 252
córtices sensoriais, 252
corticosteroides, 178, 189
cortinas blecaute, 17, 203
cortisol, 36-38, 40, 47, 79, 93, 98,-100, 109-110, 116, 122, 125-126, 128, 137, 150-151, 159, 197, 206, 217, 230
    e a temperatura durante o sono, 206
    e exercício, 122, 125, 128
    e hiperexcitação, 98, 99, 100
    e luz natural, 91
    e saúde intestinal, 100, 101, 150
    e suplementos, 109
    e taxa de açúcar no sangue, 36, 43, 85, 98, 159, 166
    na "manutenção do ritmo," 198
Covid-19, 16, 30, 49, 50, 108
CPAP terapia de pressão positiva contínua, 109
creme, 167
crescimento excessivo de bactérias no intestino delgado (SIBO), 154
crianças pequenas, 238
crianças, 30, 73, 89, 98, 205, 238, 239, 240, 241, 242, 243, 244, 246
cronotipo, alterando seu, 89

decodificando seu sono, 70
demência, 135, 159, 234. *Veja também* mal de Alzheimer
dente-de-leão, folhas de, 155
depressão, 17, 22, 28, 32, 42, 46, 52, 72, 93, 141, 150, 157, 159, 179, 180, 187, 217, 219, 241, 242, 253
derrame, 22, 23, 175

desequilíbrio de humor, 59
desintoxicação, 34, 41, 165, 166
desligamento, 103, 140, 143, 236, 248, 261
desorientação mental, 56, 64, 85
Despertador Philips Wake Up, 95
desregulação endócrina, 223
diabetes tipo 2, 23, 43, 46, 180
diabetes, 16, 22, 23, 43, 46, 89, 108, 150, 159, 180, 187
diário de sonhos, 254
dieta e nutrição
    açúcar, 153, 154
    álcool, 148, 158
    cafeína, 63, 148
    com crianças, 233
    comer no ritmo, 161
    e as estações, 114
    e melatonina, 172
    e ronco, 105
    e saúde intestinal, 148
    jejum noturno, 165
    medicamentos, 173
    suplementos, 173
    tabaco, 246
    vitamina D, 187-191
dilatadores nasais, 108
disfunção erétil, 45
distúrbios autoimunes, 134
distúrbios de processamento sensorial, 213
distúrbios de sono, 95
diuréticos, 178
DNA, 22, 33, 53, 71
doença cardíaca, 175
doença do refluxo gastresofágico (DRGE), 180
dopamina, 93, 125, 126, 151, 159
Doral, 56
dores de cabeça, 115, 177, 219

dores e incômodos, 142, 180
doula, 238

eczema, 150, 180
efeito rebote, 170
Eixo HPA, 98, 99
eixo microbioma–intestino–cérebro, 150
eletrônicos, desligando seus, 17, 104, 203, 204, 239
Emfit, 66
emoções, sonhos e, 249
enfisema, 175
envelhecimento, 45, 47, 165, 175, 234, 235
enxaqueca, 180
epinefrina, 98
ergocalciferol, 190
ervas adaptogênicas, 197
ervas antimicrobianas, 156
ervas chinesas, 198
ervas, 148, 156, 159, 197-198
    adaptogênicas, 195
    antimicrobianas, 156
Escola de Medicina da Universidade de Washington, 27
escrever um diário, 101, 254
escrever, 101, 254. *Veja também* escrever um diário
espuma viscoelástica, 209
estações, mudar com as, 114
estágios do sono, 51, 70, 233, 248
    Estágio, 50-51, 65, 70-71, 126, 233
estilo de vida em ambientes fechados, 188
estimulador Fisher Wallace, 217
estimulantes simpaticomiméticos, 179
estresse, 17, 21, 30, 36-38, 47, 51, 58, 60, 73, 79, 82, 93, 97-101, 106, 110, 115, 121, 125, 127-128, 134-135, 141, 146, 150, 153, 157, 167, 171, 178, 180, 182-183, 192, 195-197, 199, 213, 216-217, 225, 230, 241
    e cortisol, 36-38, 40
    e vitaminas B, 196
    lidando com o, 98, 100
    por exercícios, 115
exercício aeróbico, 122, 123
exercícios, 17, 21, 25, 29, 32, 38, 41, 43, 45, 62, 73, 94, 101, 104, 107, 111, 114, 115, 121-128, 134, 136-137, 146, 158, 168, 180
    à noite, 127
    à tarde, 126
    aeróbicos, 122-123
    baixa intensidade, 127
    benefícios dos, para dormir, 122-123
    de manhã, 128
    e hormesis, 167
    e resposta de estresse, 127
    for Sabiás, 89
    intensidade e quantidade de, 122
    no ritmo, 127
    restauradores, 128

faixas etárias, 234
    bebês, 215-216, 233, 237
    crianças pequenas, 238
    idosos, 233-236
    jovens e adolescentes, 240-241
farmacêuticos, 182
fáscia, 146
fatores neurotróficos derivados do cérebro (BDNF), 51
FDA (Agência reguladora de alimentos e medicamentos dos EUA), 55-56, 217
fertilidade, 45, 53, 183
fertilizantes, 154
fibra de acácia, 155

fibra de alcachofra, 155
fibra de banana verde, 155
fibras, 125, 155, 160, 211-212, 223
fígado, 159, 167, 170
Fitbit, 66
Flora + Bast, 184
fluido cérebro-espinhal, 52
fome, 30–31
fosfatidilserina, 197
fruto-oligossacarídeos (FOS), 155
ftalatos, 223
função cognitiva, 252
fusos de sono, 71

gases, 32, 55, 63, 150, 222, 224
genes CYPIA2/CYPIA2 ★ IF, 174
gin, 169
glândula pituitária, 98
glicina, 196
glifosato, 154, 261
glóbulos brancos, 43, 44
gorduras trans, 154
grão de bico, 155
grãos, 167
gratidão, generosidade, 141
gravidez, 206
grelina, 45, 46, 164
gripe aviária, 50

Halcion, 56
Happy Hour, 169
Harvard Medical School, 234
Harvard University, 43-44
Headspace (aplicativo), 136
HGH (hormônio de crescimento humano), 47
higiene do sono, 229, 238
hiperexcitação, 98-101, 135

hipertensão, 53, 85, 187. Veja pressão arterial alta
hipocampo, 40
hipocretina, 44
hipotálamo, 33, 44, 98
Home Hub, 97
homeostase, sono, 99, 101, 170
horário de verão, 44, 193
horários consistentes de sono, 228
horários de refeição, consistência, 163
horários escolares, 239
hormesis, 124-125, 165, 167,
hormônio do crescimento humano (HGH), 33, 55
hormônio tireoidiano, 179
hormônios, 34, 36, 45-46, 51, 53, 60, 63, 93, 109, 112, 122, 125, 135, 149, 156, 158-159, 163, 165, 177, 187, 193, 213, 223. *Veja também* cortisol; melatonina
  açúcar, 154
  e jejum, 165
  e o Relógio-Mestre, 33-34
  e o sistema endócrino, 53
  e sexo, 111
  no instestino, 149
Hospital de Massachusetts, 43
humor, e saúde intestinal, 149

IARC (International Agency for Research on Cancer), 219
idosos, 233-235
inchaço, 32, 63, 150
infecções respiratórias superiores, 180
infertilidade, 159, 187
inflamação, 43, 146, 177-178
  e aquecimento global, 207
  e dieta, 150

e medicamentos, 177
no intestino, 149
redução, 115, 135, 141, 224
sistema imunológico e, 43
inibidores da bomba de prótons (PPIs ou IBPs), 156
Insight Timer (aplicativo), 136
insônia rebote, 57
insônia, 15, 42, 46, 57, 64, 65, 108, 121, 135-136, 150, 159, 177, 182, 187, 192, 199, 206, 213, 217, 234
   como sintoma, 54
   e açúcar, 152
   e depressão, 46
   e saúde intestinal, 101
   nos mais velhos, 233
   rebote, 57
insulina, 46, 53, 159, 162, 165, 167
International Agency for Research on Cancer (IARC), 219
intestino delgado, 157
inulina, 155
iogurte, 155
ionizador de ar, 224
íons, 223-224
irritação, 17, 61, 64, 107
ISRIs, 177

jantar, 63, 85, 86, 104, 142, 163-164, 166
*janu shirshasana*, 129
jejum intermitente, 124, 163, 165-166,
jejum noturno, 165-167
jejum, 124, 163, 165-167
   intermitente, 163
   noturno, 165
jet lag social, 38, 84-85, 89-90, 163, 236, 241
jet lag, 19, 21, 29, 38, 84-85, 89-90, 115, 150, 161, 163, 236, 241. *Veja também* jet lag social

kefir, 155
kimchi, 199

L-teanina, 173, 196
L-treonato, 195
L-triptofano, 198
laboratório privados de sono, 44
ladrões de sono, descobrindo seus, 59, 60, 64, 70, 76, 79, 98, 236, 258
lâmpadas de sal do Himalaia, 205
lâmpadas inteligentes, 97
latência do sono, 70,
laticínios produzidos convencionalmente, 156
lavanda, 17, 225, 240
legumes, 114, 154, 244
leis biológicas, 32, 33
leitura, 23, 66, 180, 189, 229
lençóis, 116, 207, 208, 212, 228, 230
lentilhas, 154, 155
leptina, 45,
libertação de pescoço e ombro, definitiva, 145
libertação definitiva de pescoço e ombro, 145
linho, 145, 212
lobo frontal, 46
Lord Jones, 184
Lunesta, 199
luz (iluminação), 20, 29, 33, 34, 37, 38, 62, 74, 79, 90-97, 101, 103-104, 106, 114-116, 142, 161-162, 171-172, 188, 202-203, 205, 217, 219, 223, 235, 238, 241-243, 259
   artificial, 92, 95
   e consumo de álcool, 229
   e níveis hormonais, 53
   e o Relógio-Mestre, 76
   natural, 29, 38, 62, 91-95, 114-116, 172,

235, 259
  para banho noturno, 105
  para Corujas, 89
luz artificial, 38, 62, 92, 95, 202, 219
luz azul, 79, 96-97, 104, 116, 204, 241-242
luz do banheiro, 205
luz do sol, 37, 92, 93, 97, 259
luz natural, 29, 38, 62, 91-95, 114-116, 172, 235, 259. *Veja também* luz do sol

maconha, 182. *Veja também* canabidiol (CBD)
magnésio, 21, 106, 143, 159, 195, 196
magnólia, 196, 197
mal de Alzheimer, 16, 22, 41, 52, 187, 234
manhã, exercícios pela, 94, 126, 137
Massachusetts Institute of Technology (MIT), 241
materialismo, 141
Mayo Clinic, 57
McCartney, Paul, 250
medicações para tosse e resfriado, 177, 178
medicamentos para resfriado e gripe, 177, 178
medicamentos, 20, 54-57, 63, 107, 111, 135, 148, 153, 156, 167, 173, 177-180, 186, 189, 199, 235
medicina chinesa, 59, 112, 114. *Veja também* medicina tradicional chinesa (MTC)
medicina funcional, 19, 156, 179
medicina tradicional chinesa (MTC), 20, 59, 112, 114
meditação sentado, 137
meditação, 21, 100, 134-137, 216, 253
  com a natureza, 138
  dicas para a melhor, 141
  e o cérebro, 142
  e o sonho lúcido, 252
  sentado, 140

melatonina, 36-38, 53, 79, 92, 95-96, 103-106, 109-110, 116, 119, 151, 170-172, 191-194, 201-205, 213, 220, 230, 238, 242
  como suplemento, 111
  e a soneca, 118
  e álcool, 170
  e cafeína, 170
  e câncer, 49
  e CEMs, 213
  e microbioma, 149
  e sexo, 111
memória(s), 34, 37, 40-42, 52, 54, 56, 71-72, 135, 214, 219, 225, 241, 248-249, 251, 252
Mendeleev, Dmitri, 250
MERS, 50
metabolismo, cafeína, 173
metabolitos, tóxicos, 41
microbioma, 46, 79, 121, 149-151, 153-155, 157-158, 161, 177. *Veja também* saúde intestinal
microclimas, 230
microrganismos, 46, 149, 157
milho, 154, 156, 160
Minneapolis, Minn., 146
missô, 155, 199
MIT (Massachusetts Institute of Technology), 241
mitocôndria, 52, 165
monitorando seu sono, 30, 65
monitores de sono, 221
Monroe Institute, 216
movimento restaurador, 127-129
movimento, 104. *Veja também* exercícios para esclerose múltipla, 50, 187
MTC, 20, 59, 112, 114. *Veja também* medicina tradicional chinesa

mudanças no estilo de vida, 76-121, 225. *Veja também* dieta e nutrição; exercícios
   cochilo, 118-119
   e jet lag social, 84
   e luz *vs.* escuridão, 93
   e ronco, 106
   e saúde intestinal, 148
   e sexo, 109
   lidando com o estresse, 115
   mais próximo da natureza, 114
   mudando seu cronotipo, 88
músculos, 34, 41, 71-72, 98, 107, 128, 142-146, 171, 209
   alongando seus, 144
   e fáscia, 146
música, acordando com, 217

não-REM, sono, 71, 109, 110
National Sleep Foundation, 245
Naturemade, 193
natureza, 28, 36, 60, 76, 93, 112, 114, 138, 172, 196, 214, 250
   de volta à, 112
   meditação com a natureza, 136
nervo vago, 135, 149
neurônios sensoriais, 128
neurônios, 52-53, 128,
neurotransmissores, 34, 92, 150-151
Nexium, 156
nicotina, 29, 61, 148, 175, 178, 241
nível de colesterol, 85, 189
noite, exercícios à, 127
noradrenalina, 110
noturno, operário, 49
NSQ (núcleo supraquiasmático), 33, 151
NuCalm, 216, 217
núcleo supraquiasmático (NSQ), 33, 151

O Reset, 18, 21, 60, 66, 78, 107, 115, 153, 167, 169, 257, 258
O sincronizador mais eficaz, 116, 138
obesidade, 22, 43, 85, 150
óculos, de bloquei de luz azul, 97, 104, 204
Oeko-Tex Standard, 210
OGMs (organismos geneticamente modificados), 154
óleo MCT, 167
óleos essenciais, 104, 106, 202, 223, 225-227, 240
óleos industriais de sementes, 154
óleos, 104, 106, 154, 185, 202, 223, 225, 226, 227, 240
   CBD, 182-186
   essencial, 227
ondas cerebrais, 71, 72, 216, 249
ondas delta, 72
ondas teta, 71,
Ooler, 207
opioides, 57
organismos geneticamente modificados (OGMs), 154
orgasmos, 82
ortodontia epigenética, 109
ortosomia, 58
oxitocinas, 213

painço, 154
pâncreas, 46
Parkinson, 187
passiflora, 196
pectina, 155
pele, saúde da, 47, 51, 97, 150, 180, 188, 190, 196, 226, 243
pelos e caspa, 211
pernas na parede (pose restauradora), 132
pesadelos, 249

peso (ganho de peso), 16, 45-46, 151, 177, 241. *Veja também* obesidade
pesticidas, 154, 184
Philips SmartSleep Snoring Relief Band, 108
Pilates, 122, 126
Pillow (aplicativo), 66
placa arterial, 43, 44
placa, 43, 52, 116
    arterial, 43, 44
    cérebro, 52
plantas purificadoras do ar, 222
poeira, 211, 224
polissonografia (PSG), 67
poluição aérea, 221-222
posição ao dormir, 106,
postura do cadáver, 133
PPIs ou IBPs, 156, 157. *Veja também* inibidores da bomba de prótons
prebióticos, 155
prescrição personalizada (para saúde do sono), 79
pressão arterial alta (hipertensão), 44, 177, 180
    e o *jet lag* social, 163
    e vitamina D, 187
    medicamentos para tratamento de, 177-178, 235
    sono e redução da, 44-45, 52
pressão do sono, 118, 121, 170
pressão sanguínea, 98, 132
Prilosec, 156
privação de sono, 22, 26, 40-42, 45-47, 73, 85, 100, 118
    e o cérebro, 40
    e o coração, 43
    e o envelhecimento, 45, 47
    e peso, 45
    e seu humor, 42

e sexo, 45
probióticos, 157, 261
produtos de substituição de nicotina, 178
prolactina, 110
ProSom, 56
próstata, aumento da, 235
proteínas beta-amiloides, 41
proteínas prejudiciais, 41
proteínas tau, 41
proteínas, emaranhados de, 41
protetores auriculares, 215
protetores de colchão, 211
psoríase, 180
pulseira Whoop, 66
pulso, 65, 135, 217
purificadores de ar, 222
Pzizz (aplicativo), 216

Qigong, 128
qualidade do ar, 221, 222
quedas, 56, 57

rabanete, 155
radiação, eletromagnética, 205
raiva, indo para cama com, 230
raiz de chicória, 155
raiz valeriana, 199
rede de suporte próprio, 258
redes, 214
refluxo ácido, 164, 180, 238
reishi, 197
relaxamento, 19, 20, 71, 100, 103, 129, 133, 135-136, 139-140, 184, 199, 214, 216
Relógio Apple, 66
Relógio-Mestre, 33-38, 77, 82, 84, 114, 150, 151, 161, 163, 166, 171
    dieta e, 178

e álcool, 167
　　　e jet lag social, 84
　　　e saúde intestinal, 148
　　　melatonina e, 36
relógios Garmin, 66
remédios para dormir sem receita médica, 55
remédios para dormir, 54-57, 83, 199. *Veja também* soníferos
reparação celular, 165
respiração abdominal, 140, 141
respiração, 34, 71, 98, 100-101, 104, 106, 108, 128-129, 131-132, 136, 138-141, 201, 222, 230, 261
　　　abdominal, 140-141
　　　na meditação, 100, 134, 135
Restoril, 56
Revista da Associação Americana do Coração, 23
rigidez, 58, 70, 144
ritmos circadianos, 33, 34
　　　do trato digestivo, 162, 163
　　　e exercícios, 166
　　　e iluminação, 92
　　　e meditação, 134-136
　　　e saúde intestinal, 149
　　　em adolescentes, 233
　　　em idosos, 234
ritual pré-sono, 111
ronco, 72, 74, 106-108, 171, 202, 229, 230
roteadores, 219
rotina do sono, 64, 86
Roundup, 154
Roxburgh, Lauren, 146
ruído branco, 202, 215

sais Epsom, 106, 143, 196
SARS, 50
saúde intestinal, 26, 101, 107, 148, 149, 154, 158
　　　e água potável, 157
　　　e alimentos doces/amiláceos, 158
　　　e alimentos fermentados, 155
　　　e alimentos/laticínios produzidos convencionalmente, 156
　　　e medicamentos, 177
　　　e microbioma, 149-153
　　　e PPIs, 156
　　　e prebióticos, 155
　　　e probióticos, 157
　　　e seu humor, 177
　　　e sono, 157
　　　e uso de antibióticos, 150-151, 154-158, 178
　　　efeito da vida fora de ritmo sobre, 149
savasana (pose restauradora), 133
SCI (síndrome do intestino irritável), 180
scutellaria, 196, 198
sedativos, 56, 170, 178
sementes, óleos industriais de, 154
sensores sob o colchão, 66
sente-se inclinado para frente na cadeira (pose restauradora), 129
serotonina, 92-93, 109-110, 150-151, 177, 198, 213, 217
sesta, 118
sexo, 45, 55, 109-112, 202
SIBO (crescimento excessivo de bactérias no intestino delgado), 154
silêncio, criando, 215
síndrome da fase avançada do sono, 235
síndrome das pernas inquietas, 235
síndrome do intestino irritável (SCI), 180
sinusites, 180
sistema endócrino, 53
sistema glinfático, 41, 52, 71
sistema imunológico desregulado, 49

sistema imunológico, 16, 43, 46, 49-51, 53, 93, 110, 149, 150, 155, 197, 213
    benefícios da qualidade do sono para, 36, 37
    e saúde intestinal, 148-149
    vitamina D e, 187
sistema límbico, 252
sistema nervoso central, 71, 149, 155, 186
sistema nervoso simpático, 79, 98, 127, 128, 137, 230
sistema nervoso, 71, 77, 79, 98-99, 103-104, 109-110, 126-128, 137, 146, 149, 155, 186, 195-196, 198-199, 223, 230
    central, 71, 149, 155, 186
    simpático, 79, 98, 127, 128, 137, 230
Sleep Score, 66
SleepCycle, 66
Sleepio, 65
Smart Nora, 108
smartphones, 61, 219
Snorefree, 107
SnoreLab, 107
Social Rhythms (aplicativo), 30
soja, 154, 156, 223
som ambiente, 215
sonho lúcido, 252-254
sonhos e o sonhar, 248-249, 254
    benefícios do, 248
    e os estágios do sono, 70, 248
    sonhos lúcidos, 252-253
soníferos, 54-55, 128, 195
sono
    afirmações positivas sobre o, 83
    como seu ritmo natural, 17
    decodificando seu, 70
    e a saúde em geral, 11
    estágios do, 51, 70, 233, 248
    monitorando o seu, 50, 67, 68
sono não-REM, 71, 109, 110
sono profundo, 41-42, 51, 70, 105-106, 109, 126, 148, 175, 214, 235, 248, 251, 253
sono REM, 68, 72, 105, 106, 110, 183, 249, 251, 252-253
sono total, 70, 73
sons, 138, 215-217, 252
sua cama, 62, 142, 201, 207-209, 227
suplementos, 21, 50, 63, 105, 148, 157, 178, 180, 190, 193, 195, 199
supta baddha konasana modificada (restauradora), 131
*supta baddha konasana*, modificada, 131

tabaco, 63, 158, 246
Tai Chi, 126-128
talos de vegetais, 155
tarde, exercícios à, 126
taxa de açúcar no sangue, 36, 166
TDAH, 213
técnica MILD, 255
telas de computador, 92
tempê, 199
temperatura, 34, 71, 105, 114, 116, 119, 122, 125-126, 201, 206-207, 212-213
    do corpo, 206
    do quarto, 204
tempestade de citocinas, 50
teofilina, 179
tequila, 169
terapia cognitiva comportamental–insônia (CBT-I), 65, 136
Terra, conectar-se com, 115
testículos, 45
testosterona, 45, 53, 191
tetraidrocanabinol (THC), 61, 104, 182, 183,

Totobay Sunrise, despertador, 95
TPM, 187
trabalhador noturno, 49
transtorno afetivo sazonal, 187
transtorno bipolar, 42
transtorno de déficit de atenção, 179
trato gastrointestinal, 149
travesseiros, 20, 107, 201, 208, 211, 226
trigo, 154, 211
triptofano, 150, 198
triticale, 154
tumores, 53

U.S. Centers for Disease Control and Prevention, 245
umidificador, 222, 226
União Europeia, 219
Universidade da Califórnia, 42
Universidade de Michigan, 30
Universidade do Colorado, 45
Universidade Estadual de Iowa, 42

Valium, 56, 196, 199
variabilidade de frequência cardíaca (VFC), 65, 66
vasopressina, 110
velas, 106, 202, 204, 223, 238
Venyn Nose Vents, 108
Verrucomicrobia bacteria, 52
VFC (variabilidade de frequência cardíaca), 65, 66
vinho, 65, 134, 168, 171
Vitamin D Council, 189
vitamina D, 93, 187-190
vitamina K2, 190
vitaminas B, 196
vitaminas B1/B2/B3/B6/B12, 196

vitaminas de frutas e smoothies, 163

Wi-Fi, 15, 219, 221, 243
Withings, 66
World Health Organization (Organização Mundial de Saúde, OMS), 49

Xanax, 56, 134, 199

yoga, 21, 85, 122, 126-128, 131

ZEEQ Smart Pillow, 108
Zolpidem, 57, 178